Baja de peso acelerando tu metabolismo

Dr. David Ludwig

Baja de peso acelerando tu metabolismo

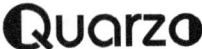

Baja de peso acelerando tu metabolismo
© Dr. David Ludwig, 2016

Quarzo

D. R. © Editorial Lectorum, S. A. de C. V., 2016
Batalla de Casa Blanca, Manzana 147 A, Lote 1621
Col. Leyes de Reforma, 3a. Sección
C. P. 09310, México D. F.
Tel. 5581 3202
www.lectorum.com.mx
ventas@lectorum.com.mx

Primera edición: marzo de 2016
ISBN: 978-1539793649

D. R. © Portada e interiores: Angélica Irene Carmona Bistráin
D. R. © Imagen de portada: Shutterstock®

Algunas definiciones para empezar

¿Qué es el metabolismo?

El metabolismo son todas aquellas reacciones químicas y físicas en nuestro cuerpo, que generan la energía que necesitamos para vivir: tanto para estudiar, trabajar o hacer ejercicio, como para otras acciones de nuestro organismo, como pensar, dormir o descansar.

> La palabra energía viene del término en latín energīa,
> y este asu vez del griego ἐνέργεια, y significa, entre otras cosas,
> "Capacidad para realizar un trabajo".
> Se mide en julios. En física, su símbolo es E.

Algunos filósofos sostienen que somos lo que hacemos. En gran medida es cierto. También nuestra moral es el resultado de ello. Lo que hacemos o dejamos de hacer es lo que nos define como personas. Y para hacer las cosas, las acciones cotidianas, las tareas de casa, del trabajo o de la escuela necesitamos energía. Por lo general, de niños o de jóvenes no nos percatamos de ello, debido a que sencillamente todo funciona. Pero no siempre es así, hay mucha gente joven que padece alguan deficiencia en algún órgano, aparato o sistema que le impide transformar la energía en su favor. Y no se diga cuando vamos creciendo. Cuando pasamos de los "tés" a los "tás", es decir, de los veintes a los treintas, nuestro cuerpo comienza a modificarse y, nuestras actividades; o viceversa, si se quiere: al cambiar las actividades escolares juveniles de gran actividad por las sedentarias del trabajo de oficina, por ejemplo, se modifica poco a poco el desempeño de nuestros órganos internos.

Una de las consecuencias de las huellas del paso del tiempo en nuestro organismo es el sobrepeso. Pero esos pocos o muchos kilitos de más son el resultado de cierto alentamiento de nuestro organismo, de la menor actividad de las reacciones químicas y físicas en nuestro cuerpo.

Por eso decimos que el metabolismo es un proceso general donde se convierte o usa energía. Para entenderlo mejor, identifiquemos cuáles son algunas de estas transformaciones: respirar, el correr de la sangre por las venas, la actividad muscular, o bien, la misma digestión, la excreción o la actividad cerebral mediante la memoria, la imaginación o el cálculo, son sólo algunos ejemplos de lo que hacemos voluntaria o involuntariamente.

¿Alguna vez se ha preguntado qué es lo que se mueve el mundo? ¿Qué lo mueve a usted? ¿Qué mueve al universo? No se trata de preguntas filosóficas o metafísicas. Más bien, de cuál es la sustancia que hace posible la vida.

Imagine usted que dentro tiene un sinfín de pequeñas fábricas que lo proveen de la energía necesaria para que pueda realizar todas sus tareas.

Pues bien, eso que mueve todo es la energía.

Para manejar los procesos de transformación de energía necesarios para la vida, hay un fascinante paralelismo entre el funcionamiento de una fábrica y la vida vegetal y animal.

En las plantas, estas fábricas de energía se llaman cloroplastos. Estos recogen la energía del Sol y usan dióxido de carbono y agua en un proceso llamado fotosíntesis, para producir azúcares.

Los animales pueden hacer uso de las azúcares proporcionadas por las plantas en sus propias fábricas de energía celular, las mitocondrias. Estas producen una moneda de energía versátil, en forma de trifosfato de adenosina (ATP). Esta molécula, de alta energía, almacena la energía que necesitamos para hacer casi todo.

Esto quiere decir que todos los seres vivos, unicelulares o pluricelulares, necesitamos energía para que nuestro organismo funcione.

En las plantas y los animales hay una serie de transformaciones de energía que son esenciales para la vida. Estos procesos se describen como el "trabajo" de los seres vivos, a pesar de que no es inmediatamente evidente que impliquen trabajo en el sentido físico. Algunos de los tipos generales de procesos implicados en el ciclo de la energía son los siguientes:

> Trabajo Sintético: Tanto las plantas como los animales, deben fabricar moléculas complejas necesarias para la vida. Un ejemplo es la producción de ADN —el material genético—. Si no se hace copias adicionales de ADN, no

se tendrá ninguna información para transmitir a la descendencia. Cada vez que una de nuestras células hace una copia de sí misma, tiene que hacer una nueva copia del ADN. Ese proceso de síntesis requiere una gran cantidad de ATP.

» El proceso de crecimiento requiere una gran cantidad de trabajo de síntesis, para crear las nuevas células y ampliar las estructuras.

» Trabajo Eléctrico: Aunque no pensemos, de nosotros mismos, que seamos como una máquina de accionamiento eléctrico, en realidad lo somos. Cada una de nuestras células tiene un potencial eléctrico asociado con ella. Este potencial, o voltaje, ayuda a controlar la migración de los iones a través de las membranas celulares. Un ejemplo importante de trabajo eléctrico es el funcionamiento de los nervios. Cuando el nervio se activa, genera un impulso eléctrico, llamado potencial de acción, que puede comunicar información al cerebro, o llevar una señal desde el cerebro a los músculos para iniciar su movimiento.

» La transformación de la energía eléctrica es esencial para la detección del medio ambiente, así como para reaccionar a ese entorno de cualquier modo.

» Trabajo Mecánico. El trabajo mecánico asociado con el movimiento de nuestros músculos, es el más fácil de visualizar. Este movimiento del músculo es muy importante y requiere una gran cantidad de energía. La fuente de esa energía es la ATP.

Pero, ¿cómo funciona el metabolismo exactamente? Es una de las preguntas más insistentes que reciben los médicos y especialistas de la nutrición, sobre todo para saber cómo alguien puede bajar de peso, mejorar su condición y, en suma, combatir activa y eficientemente el natural deterioro del cuerpo, por el paso del tiempo.

Pues bien, el metabolismo cuenta con dos procesos: el catabólico y anabólico. Estos términos epecializados de la ciencias química y médica no son otra cosa que la liberación de energía y el uso de esa energía respectivamente. Mientras el proceso catabólico transforma compuestos orgánicos complejos en organismos simples, es decir, donde las diferentres sustancias de nuestro cuerpo liberan energía, el proceso anabólico demanda energía, y trasnforma los compuestos simples en complejos.

Si nos basamos en el origen de los términos, nos encontramos con que el término de catabolismo, que vienes del prefijo griego kata, "hacia abajo" y del sufijo ismo, "proceso", se refiere a aquello que va hacia abajo en la cadena de asimilación de los elementos que toma el organismo; el catabolismo se caracterizará por descomponer o simplificar las sustancias que el cuerpo toma para poder asimilarlas correctamente; de esta forma las transforma en energía que demandan los órganos y tejidos del nuestro organismo.

Por su parte, el anabolismo, palabra griega que denomina "lanzamiento" en su prefijo ana, e ismo, es decir, el proceso de lanzamiento, hacia arriba, por lo que es el conjunto de procesos sintetizadores de moléculas complejas a partir de otras más sencillas.

¿Y cuáles son esas moleculas más sencillas? Las que se crean a partir del proceso catabólico. ¿Y qué moléculas degrada el catabolismo? Las formadas a apartir del proceso anabólico. Así, en términos de la bioquímica, vemos cómo estos dos pocesos se complementan, integrando el proceso amplio del metabolismo, término que, por cierto, también viene del prefijo griego cambio, e ismo, por lo que en un sentido amplio comprende el conjunto de reacciones químicas que se lleva a cabo constantemente en las células y moléculas no sólo de nuestro cuerpo, sino también de todos los seres vivos, y con ello poder transformar las sustancias complejas a partir de otras más simples, o bien degradar las complejas para obtener las más simples y así poder aprovecharlas.

Veamos un esquema básico de la relación entre catabolismo y anabolismo.

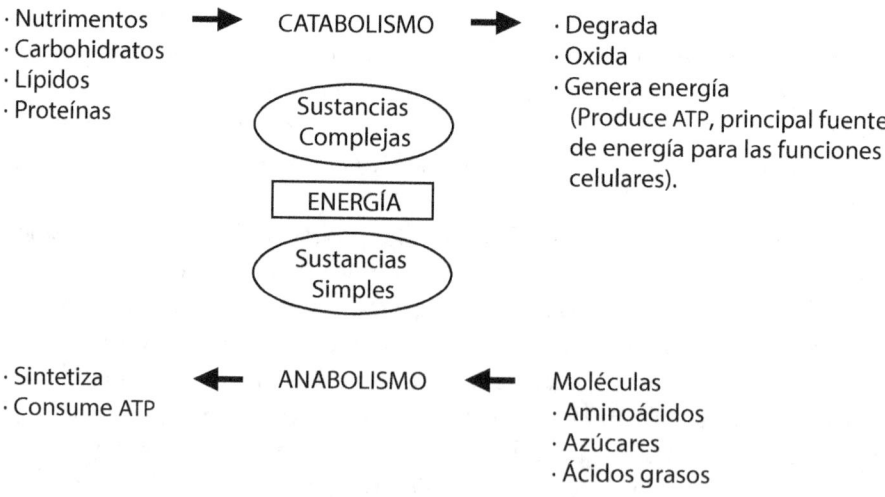

Ninguno de los procesos que intervienen en el metabolismo se podría llevar a cabo sin la presencia de unas proteínas producidas por las células del organismo llamadas enzimas, por medio de las cuales se aceleran o regulan las reacciones bioquímicas.

Estrechamente vinculado con el metabolismo, está lo que llamamos comúnmente digestión. ¿Qué es la digestión? Es frecuente que escuchemos en la familia, con amigos o compañeros de trabajo o de la escuela, frases como "tengo mala digestión", "se le interrumpió la digestión", "ando mal del estómago, no he ido al baño", "tengo diarrea", "está en el hospital porque se le paró el intestino". Estas frases y muchas otras de uso cotidiano tienen su base científica en las funciones de que llevan a cabo los diferentes órganos del aparato digestivo.

¿Sabías que cuando comes, tu cerebro tarda 20 minutos
en detectar que ya estás satisfecho? Si masticas por más tiempo tu comida,
ingieres menos comida antes de sentirte lleno.

El aparato digestivo está formado por el tracto digestivo, los órganos huecos que forman un tubo que va de la boca al ano, y otros órganos que ayudan a transformar y absorber los alimentos. Veamos la lista de estos órganos huecos:

- » La boca,
- » El esófago,
- » El estómago,
- » El intestino delgado,
- » El intestino grueso,
- » El recto y
- » El ano.

Cada uno de estos órganos cuenta con una membrana conocida como "mucosa" que, a su vez, cuenta con glándulas microscópicas que generan jugos que facilitan la digestión, propiamente dicha.

Además de los órganos huecos enlistados, el hígado y el páncreas producen jugos rumbo al intestino para facilitar la digestión; y la vesícula biliar, por su parte, almacena los jugos digestivos del hígado hasta que son necesarios. También son importantes para la digestión algunos componentes de los sistemas nervioso y del sistema circulatorio.

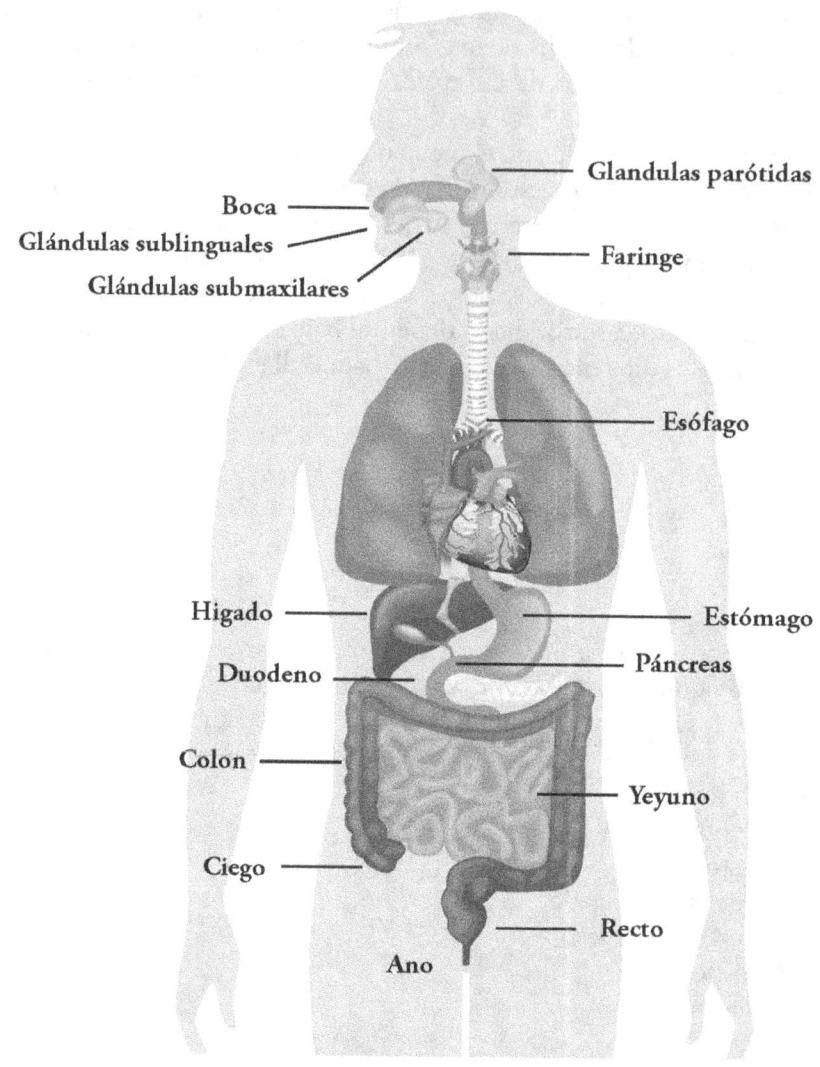

Glandulas parótidas

Boca

Glándulas sublinguales

Glándulas submaxilares

Faringe

Esófago

Higado

Estómago

Duodeno

Páncreas

Colon

Yeyuno

Ciego

Recto

Ano

Aparato digestivo

Mantener un peso adecuado ayuda a evitar la
acumulación de grasa en el organismo. Por ejemplo, tu hígado,
el cual debe tener un porcentaje menor a 10% de grasa.

Pero cómo sucede, en términos generales, el paso de los alimentos por el tracto digestivo, es la clave de una buena o mala digestión.

Pero, ¿cómo es que pasan los alimentos de la boca, se aprovechan los nutrientes y se elimina lo que no le sirve al organismo? En primer lugar, los órganos del tracto digestivo cuentan con músculos que le permiten mover sus paredes. Este movimiento se llama peristaltismo. Impulsa y mezcla los alimentos y los líquidos, y así pasan de un órgano a otro.

El primer movimiento muscular importante es la ingesta de alimentos; aunque voluntaria, esta acción se vuelve involuntaria apenas comienza, y es controlada por los nervios. El alimento recién ingerido pasa al esófago, órgano entre la garganta con el estómago. En esa unión hay una esclusa conocida como válvula pilórica en forma de anillo que cierra el paso entre los dos órganos. A medida que los alimentos se acercan, dicha válvula se abre y permite el paso de los alimentos al estómago.

Por su parte, el estómago, lleva a cabo tres tareas:

» Almacenar los alimentos ingeridos,
» Mezclar los alimentos, los líquidos y el jugo digestivo producido por el estómago y
» Vaciar su contenido en el intestino delgado.

Estas tareas del estómago se ven afectadas fundamentalmente por el tipo de alimentos ingeridos y el grado de actividad muscular del estómago y del intestino delgado.

Por ejemplo, los carbohidratos, permanecen poco tiempo en el estómago, las proteínas un poco más, y las grasas pasan mucho más tiempo en el estómago. Esto quiere decir que las grasas son las más difíciles de digerir y los carbohidratos los más fáciles. Una vez en el intestino delgado, los alimentos se digieren y disuelven en los jugos que generan el intestino mismo, el páncreas y el hígado.

De esta forma, los nutrientes digeridos son absorbidos por las paredes intestinales y se transportan por la red sanguínea a todo el cuerpo. Mientras tanto, los productos de desecho son impulsados hacia el colon, y de ahí a la deposición final.

Veamos esto mismo en el siguiente esquema:

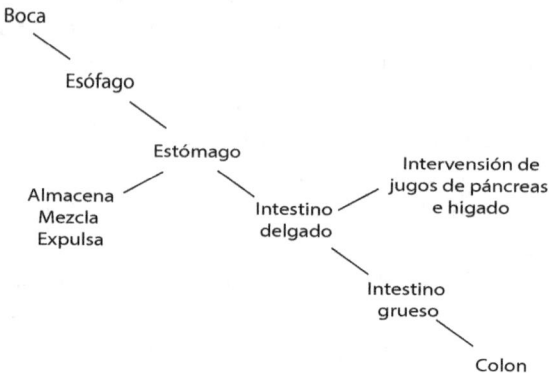

**Alimentos líquidos
(ingesta)**

Boca

Esófago

Estómago

Almacena
Mezcla
Expulsa

Intestino
delgado

Intervensión de
jugos de páncreas
e hígado

Intestino
grueso

Colon

Digestión de principio a fin

Una vez que los compuestos producto de la digestión son absorbidos por la sangre, ésta los lleva a las células en donde unas moléculas de naturaleza proteica y estructural, llamadas enzimas, aceleran o regulan las reacciones químicas necesarias para que se metabolicen, o sea, que sean procesadas de modo que se libere o se almacene la energía. Esto nos puede dar una idea de la gran importancia del aparato circulatorio en el proceso metabólico.

Qué es mejor, ¿comer antes o después de hacer ejercicio?
Lo más recomendable es antes y después.
Antes para tener energía, después para recuperarla

La sangre circula por todo el cuerpo, llevando nutrientes, oxígeno y otras sustancias a las células. Cabe señalar que no sólo son transportados los nutrientes, sino que también se recogen los desechos que resultan de los procesos que dichas células llevan a cabo para cumplir sus funciones metabólicas.

El aparato circulatorio está formado por el corazón, la sangre y los vasos sanguíneos.

El corazón es un músculo hueco y es el encargado de distribuir la sangre por todo nuestro cuerpo. Funciona como una especie de bomba que aspira e impulsa, o impulsa y aspira, según se vea, la sangre.

14

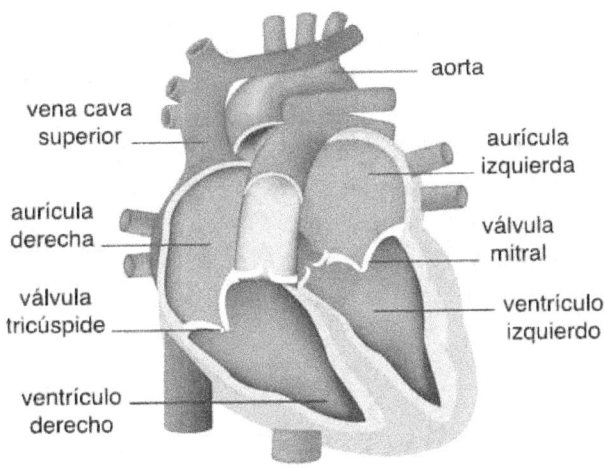

Esquema del corazón

El corazón humano es del tamaño de un puño cerrado, en promedio mide 12.5 cm de largo, 7.5 cm de profundidad y 8.75 cm de ancho, aunque puede ser más grande, principalmente en los hombres. En las mujeres, suele pesar entre 225 y 280 g, mientras que en los varones es un poco más pesado, entre 280 y 340 g.

La insuficiencia cardiaca es cuando el corazón ya no
puede bombear suficiente sangre a otros órganos,
y ésta aparece con frecuencia cuando se vive con obesidad.

La sangre es el vehículo del metabolismo. Recorre todo el cuerpo, desde el dedo gordo del pie hasta los folículos capilares en la cabeza, pasando por todos los órganos y extremidades del cuerpo.

La sangre interviene en los procesos de defensa del organismo, aportando leucocitos (conocidos también como glóbulos blancos) a las zonas infectadas. Ocasionalmente, la sangre también actúa como vehículo diseminador de la infección, al invadir el torrente sanguíneo con determinados agentes infecciosos, por ejemplo: la septicemia (invasión por gérmenes o productos tóxicos), bacte-

15

riemia (invasión por bacterias) y viremia (invasión por virus). La sangre también interviene en los mecanismos termorreguladores, y en la regulación del medio interno, gracias al equilibrio ácido-base. Finalmente, una función muy importante de la sangre es su capacidad de coagulación, que permite la inhibición de los procesos hemorrágicos; la deficiencia en esta función es una enfermedad hereditaria transmitida por la mujer pero desarrollada exclusivamente por los varones, denominada hemofilia, y que puede producir hemorragias severas ante simples heridas o pequeños traumatismos, precisamente por la incapacidad de coagulación de la sangre ante la ausencia de plaquetas.

Está compuesta por plasma y células, como podemos observarlo en la siguiente imagen:

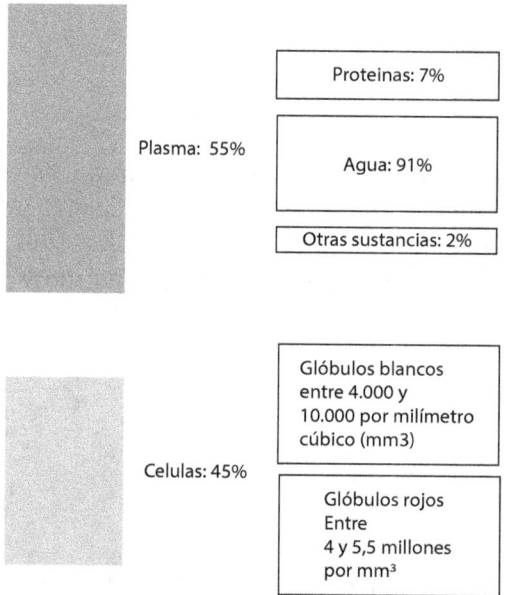

Composición de la sangre

Los vasos sanguíneos, a su vez, están formados por las arterias, las venas y los capilares, que en conjunto suman aproximadamente 90,000 kilómetros.

Como ya hemos visto, la sangre transporta los nutrientes y los desechos. Por las venas circula la sangre con desechos; se conectan con los capilares que salen de los tejidos, y llegan a los pulmones, los riñones y el hígado, que son los órganos encargados de deshacerse de esos desechos. Por las arterias corre la sangre que sale del corazón y su función es la de entregar nutrientes y oxígeno a todas las células.

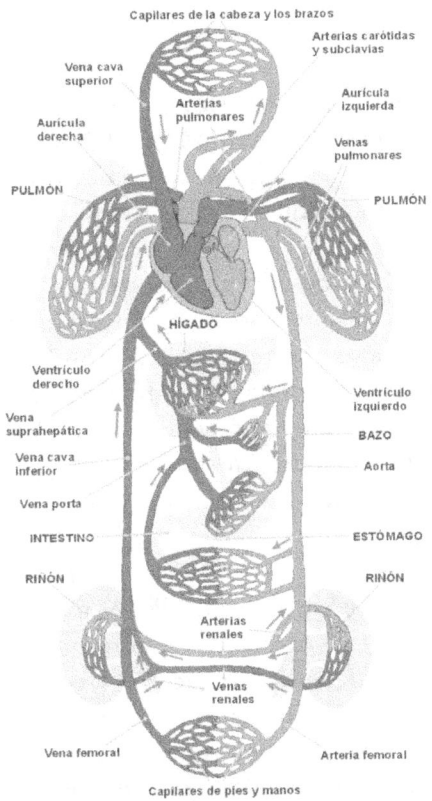

Circulación de la sangre en el cuerpo

Ambas tareas son igualmente importantes, pues muchos de los desechos transportados son tóxicos y si se acumularan en nuestro organismo, podrían causarnos serios problemas de salud.

Rutas metabólicas

Una ruta metabólica, o vía metabólica, es una sucesión de reacciones químicas que conducen de un sustrato inicial a uno o varios productos finales, a través de una serie de metabolitos intermediarios. Por ejemplo, en la ruta metabólica que incluye la secuencia de reacciones:

$$A \rightarrow B \rightarrow C \rightarrow D \rightarrow E$$

Las rutas metabólicas comparten varias características comunes. Por ejemplo, la mayoría requiere de ATP como fuente fundamental de energía. Las sustancias intermedias producidas en las rutas metabólicas, generalmente no se almacenan. En cambio, se producen los intermedios de otras sustancias en el momento en que es necesario.

En las partes específicas de la célula ocurren las diferentes reacciones metabólicas; por ejemplo, la degradación de la glucosa ocurre en el citoplasma; la oxidación de los ácidos grasos ocurre en las mitocondrias. Así, las sustancias comunes, a más de una ruta, se deben transportar de un organelo a otro. Finalmente, cada ruta metabólica está regulada por muchos mecanismos diferentes; las enzimas alostéricas y las hormonas son generalmente los agentes químicos que las regulan.

Normalmente se distinguen tres tipos de rutas metabólicas:

» Rutas catabólicas: Son rutas oxidativas en las que se libera energía y poder reductor, y a la vez se sintetiza ATP. Por ejemplo, la glucólisis y la betaoxidación. En conjunto forman el catabolismo.

» Rutas anabólicas: Son rutas reductoras en las que se consume energía (ATP) y poder reductor. Por ejemplo, gluconeogénesis y el ciclo de Calvin. En conjunto forman el anabolismo.

» Rutas anfibólicas: Son rutas mixtas, conjuntan reacciones catabólicas y anabólicas, como el ciclo de Krebs, que genera energía y poder reductor, y precursores para la biosíntesis de la cual se forman sustancias oxidativas.

La glucólisis o glicólisis es la vía metabólica encargada de oxidar la glucosa con la finalidad de obtener energía para la célula. Consiste en 10 reacciones enzimáticas consecutivas que convierten a la glucosa en dos moléculas de piruvato, el cual es capaz de seguir otras vías metabólicas y así continuar entregando energía al organismo. Es la vía inicial de degradación de carbohidratos.

Una de las funciones de la glucólisis es la generación de moléculas de alta energía (ATP y NADH) como fuente de energía celular en otros procesos.

Metabolismo de Carbohidratos

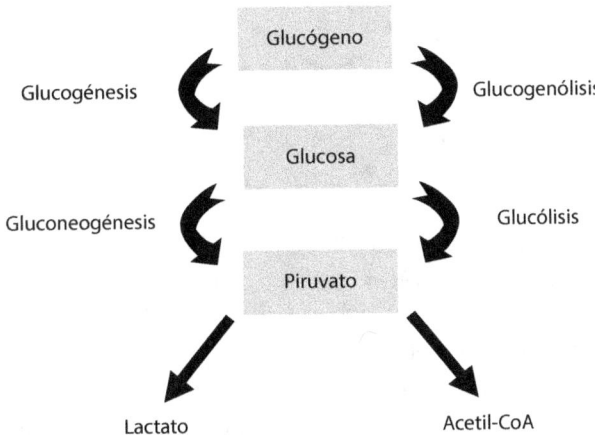

La beta oxidación (β-oxidación) es otro proceso catabólico que se ocupa de los ácidos grasos. En este proceso, el ácido graso se descompone por completo en forma de moléculas acetil-CoA, que serán posteriormente oxidados en la mitocondria para generar energía química en forma de ATP.

No obstante, antes de que produzca la oxidación, los ácidos grasos deben activarse con coenzima A y atravesar la membrana mitocondrial interna, que es impermeable a ellos.

La gluconeogénesis es una ruta metabólica de tipo anabólico, que permite la biosíntesis de glucosa a partir de precursores no glucídicos. Algunos tejidos, como el cerebro, los eritrocitos, el riñón, la córnea del ojo y el músculo, cuando el individuo realiza actividad extenuante, requieren de un aporte continuo de glucosa, obteniéndola a partir del glucógeno proveniente del hígado, el cual sólo puede satisfacer estas necesidades durante 10 a 18 horas como máximo, lo que tarda en agotarse el glucógeno almacenado en el hígado. Posteriormente comienza la formación de glucosa, a partir de sustratos diferentes al glucógeno.

El ciclo de Calvin, también conocido como ciclo de Calvin-Benson o ciclo de la fijación del Carbono de la fotosíntesis, consiste en una serie de procesos bioquímicos que se realizan en los cloroplastos de los organismos fotosintéticos.

Fueron descubiertos por Melvin Calvin, Andy Benson y J. Bassham, de la Universidad de Berkeley California, mediante el empleo de isotopos radiactivos de carbono.

El ciclo de Krebs (también conocido como ciclo del ácido cítrico o ciclo de los ácidos tricarboxílicos) es una ruta metabólica que forma parte de la respiración celular en todas las células aeróbicas. En células eucariotas, se realiza en la matriz mitocondrial. En las procariotas, el ciclo de Krebs se realiza en el citoplasma.

Los desechos metabólicos

Los procesos metabólicos que tienen lugar en el interior de las células, inevitablemente generan desechos de diversa naturaleza química que deben ser eliminados para asegurar el correcto funcionamiento de las células y de todo el organismo. Esto ocurre por medio de diversos procesos. El principal es la acción de un conjunto de órganos que conforman el sistema excretor.

El sistema excretor está formado por 3 subsistemas que eliminan del cuerpo los desechos metabólicos:

> » El subsistema urinario,
> » El subsistema respiratorio,
> » El subsistema tegumentario.

Existen muchos órganos y estructuras, a lo largo del cuerpo, que se encargan de mediar el proceso de excreción, que de manera general limpia y purifica el entorno interior de los organismos, evitando que ocurra un envenenamiento del mismo por la acumulación de dichos desechos. La ruta de eliminación más significativa es la que implica la formación de la orina a través de un sistema natural de filtros ubicados en los riñones, órganos especializados en la formación de este desecho. Sin embargo, existen otros mecanismos, como la eliminación de heces fecales en el sistema digestivo o la formación y liberación de sudor a través de glándulas sudoríparas. En general, tanto las estructuras renales (relacionadas con la formación de orina) como las estructuras glandulares sudoríparas forman el sistema excretor, el cual gestiona la eliminación de desechos en nuestro organismo.

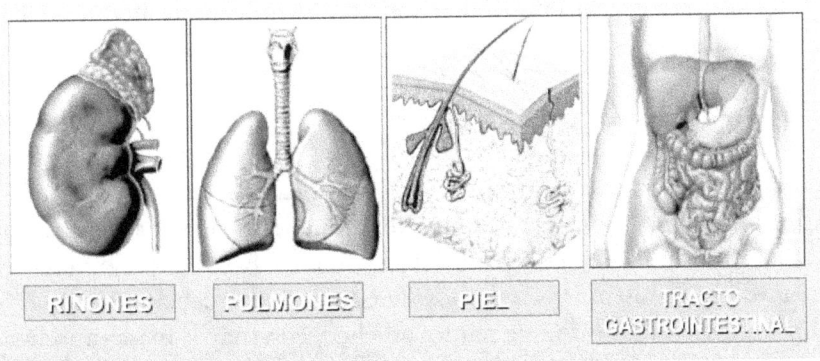

Sistema excretor de desechos metabólicos

Lo que sabemos del metabolismo

Algunos mitos

Ahora sabemos qué es el metabolismo y cómo ocurre. Es muy importante tener la información adecuada para tomar las decisiones correctas, y más cuando se trata de nuestra salud.

En la actualidad, la cantidad de información que recibimos es abrumadora, son muchos los medios que tenemos a nuestra disposición pero mucha de la información que se encuentra disponible no siempre es correcta.

Y esto no sólo sucede con los medios de comunicación. Seguramente, en más de una ocasión, alguien, un amigo, un familiar, un conocido o "el primo del amigo de un conocido", nos dieron su opinión respecto de lo que él cree que es el metabolismo, sus implicaciones y sus efectos.

En torno al metabolismo, como en todos los temas de la vida diaria, ciencia o no, hay verdades y mentiras, además de mitos que rayan en lo urbano.

Normalmente, el propósito del mito no es entretener, como ocurre con el relato o el cuento. El mito busca brindar una explicación de algo que no se comprende del todo, y responde a una forma particular de ver el mundo. A diferencia de la ciencia, que trata de dar explicaciones racionales y lógicas a esos fenómenos, el mito da explicaciones que podrían considerarse como fantásticas.

Veamos algunos de los mitos más comunes del metabolismo, de acuerdo con un tema específico.

El mito de la edad

El hecho de que algunas personas suban de peso conforme pasan los años, suele asociarse con el metabolismo. Podemos ver a nuestros padres, a nuestros tíos, incluso a nuestros abuelos y encontrar esta constante. Resulta que en las fotos que conservan de los años mozos, muchos de ellos, salvo excepciones, son, como se dice comúnmente, una varita de nardo: esbeltos, con mayor masa muscular y una figura en muchos casos atlética. Podemos verlos incluso como deportistas profesionales. Sin embargo, después de algunos años y varias canas, han ganado peso y tienen mayor grasa en el cuerpo.

Incluso, se llega a pensar que esto se debe en gran medida a que con la edad el metabolismo se ralentiza y, en consecuencia, no produce la misma energía que en antaño.

Hay que recalcar, como lo dijimos anteriormente, que con la edad el metabolismo cambia, es cierto, pero también nuestras actividades cotidianas y, por lo tanto, nuestra necesidad energética. Como veremos más adelante, en el metabolismo influyen varios factores, que dependen de cuestiones internas propias de nuestro cuerpo y su inevitable envejecimiento, pero también de cómo afrontamos esta etapa y los hábitos que mantenemos o desechamos al pasar los años.

A continuación, podemos observar en un par de gráficas, cómo se comporta el consumo de kilocalorías con el paso de la edad, y por ende, el metabolismo:

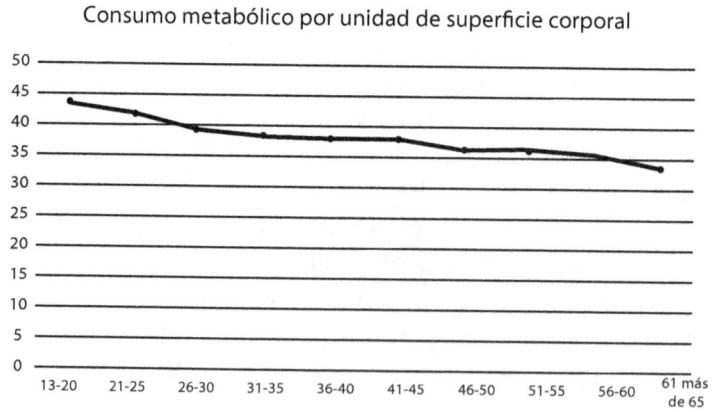

Hombres
Consumo metabólico por unidad de superficie corporal

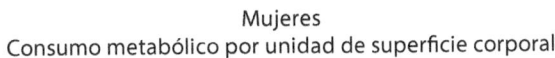

Mujeres
Consumo metabólico por unidad de superficie corporal

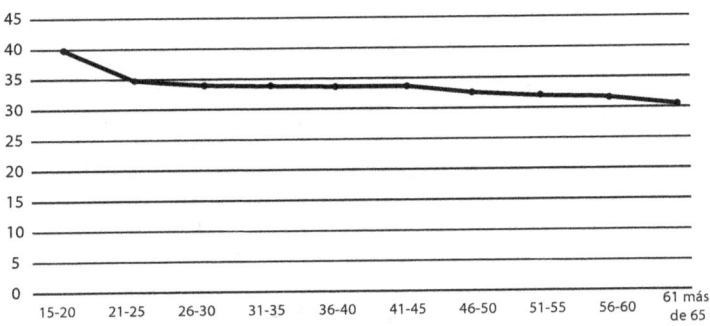

**Con información de http://www.estrucplan.com.ar/Producciones/imprimir.asp?
IdEntre ga=163**

El mito de que el metabolismo no puede cambiar

Se ha llegado a pensar que el metabolismo es algo con lo que nacemos, y que a quien le toco determinado tipo, le toco y es su suerte. Es frecuente ver que algunas personas comen prácticamente de todo y no suben de peso, y en cambio otras comen poco y suben demasiado de peso. Sucede tanto con hombres como con mujeres. Es probable que aquellos a quienes consideramos afortunados por no engordar, coman lo que coman, sean personas que seleccionen sus alimentos de entre los más saludables y menos calóricos. O también que quemen más calorías, sencillamente, porque tienen más actividad física: usan las escaleras en lugar de tomar el elevador, o después de comer usan el tiempo restante de su hora de comida para dar una vuelta y caminar, o se levantan de sus escritorios para estirarse, o caminan un poco y atraviesan el pasillo para hablar con algún compañero de trabajo en lugar de hablarle por teléfono o enviarle un correo electrónico.

El hecho es que el metabolismo puede acelerarse o hacerse más lento con cambios significativos en nuestros hábitos, como seleccionar mejor lo que comemos, en cantidad y en calidad, de acuerdo con nuestra edad y actividad física; también podemos aumentar esa actividad para que nuestro gasto de energía sea más eficiente.

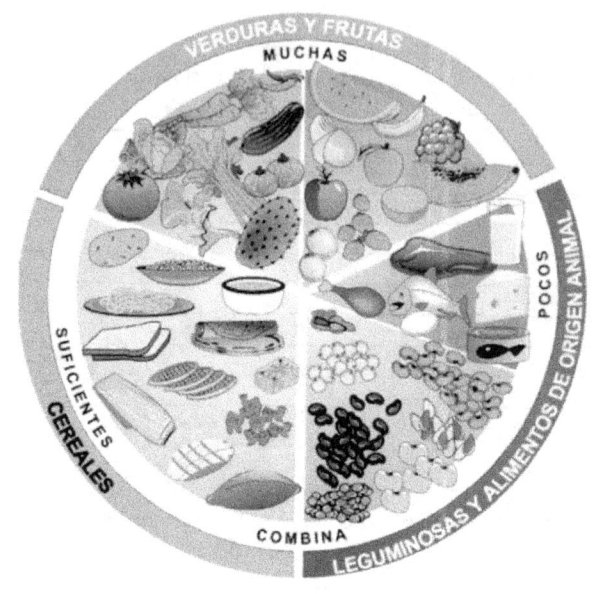

¿Ya conoces "El Plato del Buen Comer"?
Debemos recordar que para tener una alimentación balanceada,
debemos incluir alimentos de los tres grupos en cada
una de nuestras comidas del día.

Actividad	Calorias
Compras en el supermercado por 1 hora	243 calorías
Lavarse los dientes por 2 minutos	5.7 calorías
Besarse por 30 minutos	38 calorías
Planchar por 30 minutos	76.5 calorías
Trapear por 30 minutos	153 calorías
Cortar el césped por 1 hora	324 calorías

Actividad	Calorias
Jugar cartas por 3 horas	351 calorías
Cocinar por 30 minutos	74 calorías

Con información de http://www.esteesmibarrio.net/vida-fitness-sabes-cuantas-calorias-quemas-a-diario-en-tus-actividades-cotidianas/

El mito de la disminución en la ingesta de calorías

A la hora de elegir bajar de peso, es muy común que se piense primero en reducir la ingesta de calorías. De hecho, probablemente sea la primera idea que nos viene a la mente. Entre las dietas más socorridas, están las que prevén la reducción o eliminación total de las calorías.

El hecho es que la tendencia natural del organismo es tratar de conservar las calorías todo lo posible. Al reducir o eliminar la ingesta calórica, es posible que el metabolismo se haga más lento y queme menos grasa.

Es importante señalar que la ingesta de calorías está determinada por factores como la edad, el peso y la actividad física, entre otros.

Como ejemplo, tenemos los siguientes cuadros que elaboró la FAO, referentes al consumo de calorías en una población específica:

Necesidades promedio diarias de energía en hombres
de 18 a 30 años (En Kcal/día)

Peso	Necesidades promedio de energía según actividad física (factor TMB)			
	Sedentario	Actividad ligera	Actividad moderna	Actividad intensa
Kg	Kcal (1,4 x TMB)	Kcal (1,55 x TMB)	Kcal (1,8 x TMB)	Kcal (2,0 x TMB)
60	2250	2500	2850	3150
65	2350	2600	3000	3300

Peso	Necesidades promedio de energía según actividad física (factor TMB)			
	Sedentario	Actividad ligera	Actividad moderna	Actividad intensa
75	2550	2800	3300	3650
80	2650	2950	3400	3800

Fuente: FAO/OMS/UNU. Necesidades de energía y proteínas.
Serie informes técnicos 724. OMS, Ginebra 1985.

Necesidades promedio diarias de energía en mujeres
de 18 a 30 años (En Kcal/día)

Peso	Necesidades promedio de energía según actividad física (factor TMB)			
	Sedentaria	Actividad ligera	Actividad moderna	Actividad intensa
Kg	Kcal (1,4 x TMB)	Kcal (1,55 x TMB)	Kcal (1,8 x TMB)	Kcal (2,0 x TMB)
50	1700	1850	1950	2200
55	1800	1950	2100	2350
60	1900	2050	2200	2500
65	2000	2150	2300	2600
70	2100	2250	2450	2750

Fuente: FAO/OMS/UNU. Necesidades de energía y proteínas.
Serie informes técnicos 724. OMS, Ginebra 1985.

El mito de no comer de noche

Otro mito muy recurrente, relacionado con el anterior, es el que dice que no comer después de cierta hora del día, en concreto, en la noche, garantiza perder peso. Esto sucede porque se piensa, y en cierta forma es correcto, que el metabolismo es más lento a esa hora. El dejar de ingerir, calorías, por la noche, es una práctica común, sin embargo, no garantiza la pérdida de peso. Como hemos visto, para que la disminución en la ingesta calórica funcione, es necesario tener el soporte de una actividad física adecuada. Lo ideal, es que antes de la hora de dormir, se ingieran alimentos que no perturben el sueño. Algunos estudios revelan que las alteraciones de sueño pueden provocar que la grasa se acumule, afecta los niveles de cortisol y la producción de la hormona del crecimiento.

En la siguiente tabla podemos observar los alimentos con mayor cantidad de kcal por cada 100 g de porción:

Alimento	Valor energético (Kcal.)
Aceites (giraso, maíz, oliva y soya)	900
Mantequilla y margarina vegetal	752
Mayonesa	718
Avellnas	675
Manteca	670
Tocino	665
Nueces	660
Piñón	660
Coco	646
Almendras	620
Chicharrón	601
Palomitas de maíz	592
Pistache	581
Pasta hojaldre cocida	565
Cacahuate	560
Chocolate con leche	550

Alimento	Valor energético (Kcal.)
Crema de chocolate con avellanas	549
Papas fritas	544
Chocolate son leche	530
Galletas de chocolate	524
Leche en polvo entera	500
Crossaint de chocolate	469
Magdalenas	469
Chorizo	468
Galletas saladas	464
Maís, tiras fritas	459
Bizcocho	456
Crossaint, dona	456
Pastel de manzana con pasta de hojaldre	456
Barra de chocolate	441
Cacao en polvo sin azúcar	439
Soya en grano	422
Queso *emmental*	415
Pastel de queso	414
Queso roquefort	405
Queso ricota	400

Además de los alimentos anteriores, podemos incluir en nuestra lista, algunos alimentos que seguramente pasarían como bajos en calorías para muchas personas:

» Un aguacate contiene 320 calorías, el equivalente a comer 85 pastillas Jelly Belly. ¡Más que una hamburguesa con queso (290 kcal)!

» A veces el tamaño engaña, 100 gramos de aceitunas negras sumarán 350 calorías a nuestra dieta.

» La quinoa es uno de los alimentos más saludables que existen, pero eso no quiere decir que sea bajo en calorías. Y es que una taza de este seudocereal te aportará 220 kcal, las mismas que si decides comerte 17 "Doritos".

La quinua o quinoa, *Chenopodium quinoa*,
es un seudocereal perteneciente a la subfamilia
Chenopodioideae de las *amarantáceas*. Su cultivo se produce desde
tiempos antiguos en los Andes, de lo que se conoce
actualmente como Bolivia y Perú.

» Un plátano aporta alrededor de 150 calorías, así que conviene controlar su consumo para no engordar más de la cuenta. Lo bueno es que es saciante y contiene una gran cantidad de vitaminas y minerales esenciales para el buen funcionamiento del organismo.

» Hay que tener cuidado con el aceite de oliva porque una cucharada grande "oculta" 120 kcal, el equivalente a comerte 13 papas fritas.

» Debido a su bajo contenido de agua y elevados niveles de sal, las galletitas saladas no son el perfecto *snack* que mucha gente piensa. Y es que por cada 100 gramos hay 411 calorías.

» Beber un vaso de zumo de naranja, todos los días, nos protege de muchas enfermedades, pero a cambio tenemos que pagar un pequeño impuesto por la ingesta de 120 calorías.

» Una cucharada de mayonesa aporta 110 kcal, así que es mejor imaginar lo que habrá que sudar la camiseta para quemar las calorías de un plato de ensalada rusa.

» Las alubias negras aportan importantes beneficios para la salud, pero al mismo tiempo son muy calóricas (227 kcal por ración).

» El mango es una de las frutas del verano por su alto contenido de agua, sin embargo, en su interior se esconden 200 calorías. Tenlo muy en cuenta si no quieres engordar.

El mito del frío para bajar de peso

Algunas personas piensan, o les han hecho pensar, que si ingieren alimentos y bebidas fríos, su metabolismo quemará más calorías. Existen dietas que proponen consumir cubitos de hielo para que la temperatura corporal baje y, en consecuencia, el metabolismo entre en acción y haga lo suyo, regulando la temperatura, y de esta manera queme más calorías. Otros consejos, con el mismo fin, proponen exponer el cuerpo a bajas temperaturas, como heladas o nevadas.

Lo cierto es que, aunque gran parte de la energía producida durante el metabolismo se utiliza para regular la temperatura de nuestro organismo, la exposición al frío no garantiza la pérdida de peso. Bastaría con pensar si todos los esquimales, por ejemplo, son esbeltos; o si, al contrario, todos los que viven en zonas calurosas son obesos.

Hay que apuntar, sin embargo, que hay algunos estudios que han demostrado que las bajas temperaturas pueden ayudar a disminuir de peso, Sin embargo, todavía es muy temprano para arrojar conclusiones definitivas.

Es importante recalcar, que los hábitos alimenticios y el estilo de vida siguen teniendo un peso considerable en la salud de las personas.

Verdades y mentiras

Verdades

Como en todas las cosas que hacemos, hay cosas que son verdad y otras que son mentira. Analicemos cada uno de estos apartados, en cuanto al funcionamiento de nuestro cuerpo, su metabolismo y el aprovechamiento de la energía.

Como hemos podido observar, el metabolismo es un proceso vital para el ser humano. Y no sólo eso, lo es también para todas las formas de vida: plantas animales, incluso organismos unicelulares.

En nuestro cuerpo tienen lugar miles de reacciones metabólicas simultáneas, todas ellas reguladas por el organismo, que hacen posible que nuestras células estén sanas y que funcionen de manera correcta.

De ahí, que podemos afirmar que sin metabolismo no hay vida.

Para un adecuado funcionamiento de nuestro metabolismo, podemos implementar ciertos hábitos que sin duda impactarán de manera positiva en nuestra salud.

El metabolismo es lo que nos hace funcionar

Decíamos que el metabolismo es vital. Si nuestro metabolismo no funciona correctamente, si tiene alteraciones, nuestro cuerpo lo resiente. El mal funcionamiento del metabolismo puede derivar en algún tipo de enfermedad. Las enfermedades relacionadas con el metabolismo interfieren con los procesos bioquímicos del organismo involucrados en el crecimiento y conservación de la buena salud de los tejidos orgánicos, en la eliminación de productos de desecho y en la producción de energía para llevar a cabo las funciones corporales.

Así, por ejemplo, hay varios padecimientos que se asocian a deficiencias metabólicas:

» Deficiencia de testosterona en hombres de edad avanzada (andropausia),
» Diabetes,
» Fenilcetonuria (PKU),
» Gota (hiperuricemia),
» Hemocromatosis,
» Hipertiroidismo,
» Hipotiroidismo,
» Inflamación de la glándula tiroides (tiroiditis),
» Obesidad,
» Síndrome de Cushing (hipercortisolismo),
» Tumor hipofisario.

La obesidad provoca muchos cambios en el metabolismo
de las células de nuestro cuerpo, y estos cambios pueden ocasionar
enfermedades como diabetes, hipertensión, cáncer, osteoartrosis,
derrames cerebrales, hígado graso, etcétera.

El metabolismo es esencial para controlar la obesidad

Para proporcionar la energía necesaria para desarrollar las actividades, el metabolismo se vale de diferentes procedimientos para transformar las moléculas esenciales. Como estas moléculas son vitales para la vida, el metabolismo se centra en sintetizarlas, en la construcción de células y tejidos, o en degradarlas y utilizarlas como recurso energético en la digestión. En la siguiente tabla se muestran las más comunes:

Tipo de molécula	Nombre de forma de monómero	Nombre de formas de polímero
Proteínas	Aminoácidos	Polipéptidos
Carbohidratos	Monosacáridos	Polisacáridos
Tipo de molécula	Nombre de forma de monómero	Nombre de formas de polímero
Ácidos nucleicos	Nucleótidos	Polinucleótidos

Hay diferentes tipos de metabolismo

No todos tenemos el mismo tipo de metabolismo. Ya sea por factores genéticos o por cuestión de nuestros hábitos y cuidados, el metabolismo es diferente en cada persona. Para regular nuestro metabolismo es necesario conocerlo bien, saber qué necesitamos y qué no.

Esto es necesario, por ejemplo, en el caso de las dietas. Y es que, dieta que le funciona al de al lado no tiene por qué funcionar en nuestro caso. La clave está en que cada persona tiene una genética diferente que hace que su metabolismo sea específico.

Tener una alimentación completamente adaptada al tipo de metabolismo y sus necesidades puede ayudar a evitar, no sólo los problemas de sobrepeso y obesidad, también la diabetes, hipertensión, arteriosclerosis, problemas digestivos, enfermedades autoinmunes e incluso tumores.

Como un complemento necesario, está la actividad física. Elegir entre el sedentarismo y la actividad física es uno de los factores que permiten utilizar o no el proceso metabólico a nuestro favor. Normalmente el estilo de vida y las ocupaciones cotidianas parecieran determinar inconscientemente la elección de una vida sedentaria. Como hemos visto anteriormente, elegir pequeños cambios en nuestra rutina diaria impacta positivamente en nuestra salud.

La alimentación es importante para el metabolismo

No hay alimentos mágicos. Hay que considerar que no hay alimentos buenos ni malos. Tampoco mágicos. Es por esto que es importante saber elegir a la hora de consumir alimentos. Especialistas de diversas corporaciones, tanto públicas como privadas, hacen énfasis en la necesidad de equilibrar la ingesta de alimentos. La omisión de un tipo de nutriente puede devenir en un problema metabólico, podemos decir es tan malo exceder como evitar la ingesta de algún alimento.

Podemos pensar que los grandes aliados de la obesidad son las calorías. Sin embargo, estas son necesarias para el correcto funcionamiento de nuestro organismo. Como dirían algunos, el detalle está en la cantidad. Una ingesta excesiva de alimentos con alto nivel calórico, requiere de un plan de actividad física adecuado para que éstas no se conviertan en grandes cantidades de grasa.

Por ejemplo, cuando permanecemos inactivos, disminuye la demanda de energía, por lo que las grasas consumidas en exceso se transforman en ácidos grasos en el hígado y se almacenan como triglicéridos y fosfolípidos en los adipocitos de los tejidos de reserva o en los músculos en forma de pequeñas gotas intramusculares. Es decir, se forman "llantitas" alrededor de la cintura en hombres y en la cadera, muslos y glúteos en mujeres.

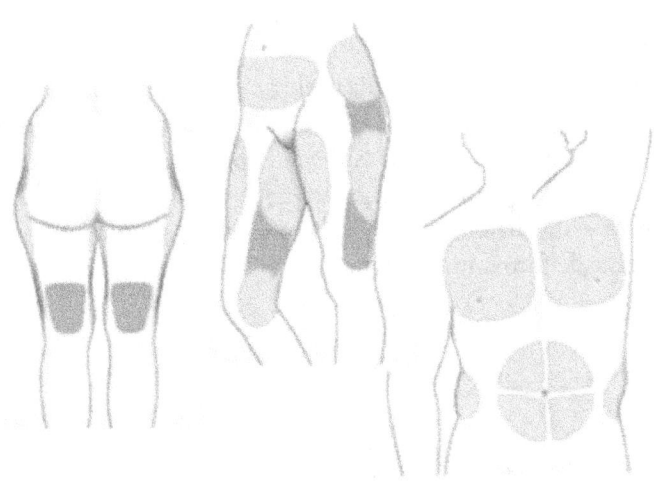

A dónde va la grasa

La actividad física es importante para el metabolismo

Un incremento gradual de la actividad física, resulta en un cambio en el metabolismo. En cuanto a la actividad física se refiere, podemos optar ya sea por ejercitarnos en un gimnasio, practicar algún deporte y también, lo que representa un cambio para todo un estilo de vida, realizar las tareas cotidianas de manera, digamos, sin los elementos que nos la hacen más fácil. Subir escaleras en lugar de tomar el elevador, ir en bicicleta al trabajo o a la escuela; recorrer distancias, relativamente largas, sin tomar el transporte público o hacer uso del auto, representan excelentes oportunidades para activarnos físicamente.

Mentiras

Como ya hemos visto, hay mitos sobre el metabolismo, y aunque tengan ciertos elementos de verdad, no resultan del todo ciertos.

A continuación, tenemos una lista sintetizada de las mentiras alrededor del metabolismo, que más circulan:

> »   Estamos atrapados en nuestro metabolismo. Ahora sabemos que esto no es cierto, y que con ejercicio y dieta equilibrada, podemos favorecer el ritmo metabólico y más aún, si lo que ganamos es músculo y lo que perdemos es grasa.
> »   Comer más de tres veces al día acelerará el metabolismo y en consecuencia se adelgazará más rápido. Se dice que si comemos más seguido, en pequeñas porciones, se hace más gasto con el proceso digestivo, sin embargo hay estudios dicen que la diferencia es poco notable. Hacer varias comidas al día para evitar bajones de energía, pero no creas que este método te hará adelgazar de forma monumental.

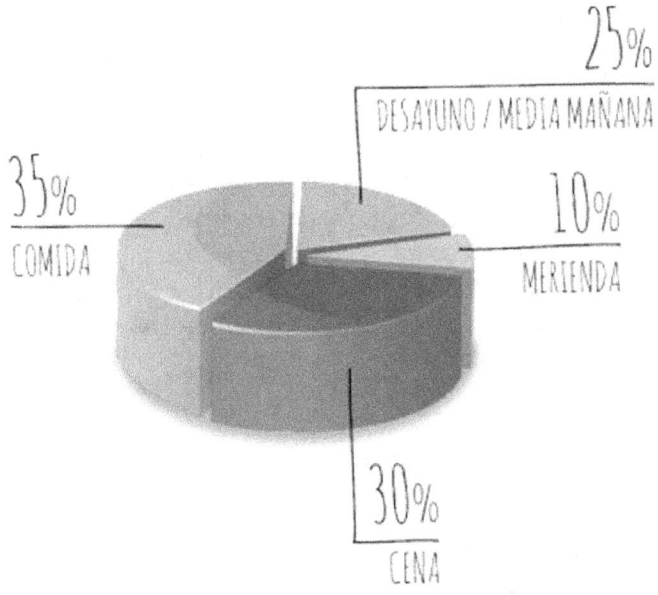

Más de 3 comidas al día

» El metabolismo se vuelve más lento con la edad. Como hemos podido notar, en realidad el metabolismo se vuelve más lento si una persona tiene más grasa que músculo y esto pasa cuando no se hace ejercicio. El cuerpo humano cuando envejece pierde masa muscular y aumenta grasa, pero si una persona se mantiene activa, el metabolismo deberá mantenerse funcionado bien.

» Se queman más calorías consumiendo alimentos y bebidas heladas. Ahora sabemos que el cuerpo no invierte más energía en regular la temperatura de las bebidas o alimentos.

» Las personas delgadas tienen metabolismos más rápidos. Muchas personas son delgadas por los hábitos que han aprendido en casa, o por factores genéticos o simplemente porque son muy activas, pero no necesariamente tienen un metabolismo más acelerado.

» Si dejamos de cenar, perderemos más peso. No existe evidencia científica que afirme que en las noches el metabolismo se hace más lento y por eso no hay que cenar. La recomendación es hacer una ingesta balanceada de calorías durante todos los tiempos de comida y no saltarse ninguno.

» La edad, el género y la raza no tienen que ver con el metabolismo. En realidad sí la afectan, porque con la raza los hábitos son diferentes y las preferencias alimenticias también, por lo que el metabolismo podría trabajar distinto. Con la edad, muchas personas tienden a variar sus preferencias alimenticias, ya sea que por falta de tiempo no consumen los alimentos que necesitan o disminuyen su actividad física y, por tanto, acumulan más grasa que músculo. En cuanto al género, las mujeres genéticamente tienden a almacenar más grasa en el cuerpo, mientras que los hombres tienden a ser más musculosos, por lo que queman más calorías que las mujeres y, por ende, pierden peso más fácilmente que las mujeres y tienen un metabolismo más rápido.

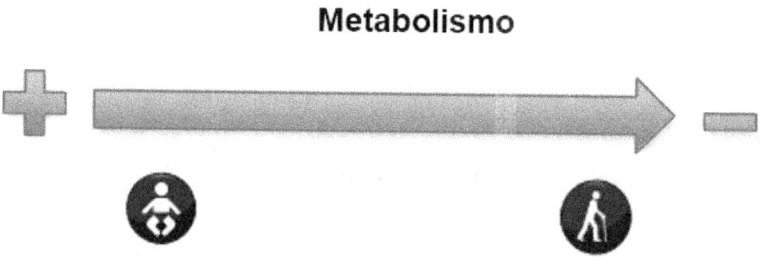

Tipos de metabolismo

En el reino animal tenemos varios ejemplos de cómo opera el metabolismo en función de la supervivencia.

Los mamíferos norteamericanos generalmente hibernan y para esto duermen entre cinco y siete meses. Y en ese tiempo no comen, no beben, no orinan ni defecan. Y después de ese lapso, emergen de sus guaridas como si nada.

Por ejemplo, ahora se sabe que los osos negros en estado de hibernación reducen drásticamente su metabolismo, únicamente con reducir de forma moderada su temperatura corporal.

Hasta ahora, se pensaba que los osos, como la mayoría de animales, hacían descender su temperatura hasta lo que supondría un 50% de reducción en su actividad química.

Sin embargo, estudios recientes revelan que estos animales pueden reducir su temperatura, de 33°C a 5 o 6 grados, esto es 25% de su actividad normal, lo que ocasionaría que su metabolismo casi se detenga.

Se ha podido notar también que los latidos de los osos descienden de 55 a 9 latidos por minuto, con unos 20 segundos entre latidos. Esto es porque cuando se decelera el metabolismo, también lo hace la necesidad del corazón de bombear oxígeno a través del cuerpo.

En este contexto, podemos ver que algunos animales regulan el funcionamiento de su metabolismo para poder sobrevivir.

El metabolismo humano

Como sabemos, el metabolismo es un balance de energía. Ya hemos visto que existen dos procesos metabólicos altamente relacionados entre sí, pero que siguen dos caminos totalmente diferentes. A estos procesos dinámicos y coordinados se les conoce como anabolismo y catabolismo, que son, respectivamente, reacciones de síntesis y degradación.

En química, la síntesis es un proceso de obtención de un compuesto a partir de sustancias más sencillas.
La degradación es la transformación de una sustancia compleja en otra de estructura más sencilla.

El anabolismo, es un proceso de construcción, crecimiento o de síntesis, en el que se obtienen moléculas grandes, partiendo de otras moléculas más pequeñas. El anabolismo es el responsable de la formación de las células, de los tejidos musculares y, por tanto, del crecimiento.

Un proceso anabólico por excelencia es la fotosíntesis.

El catabolismo es un proceso de destrucción o degradación, en el que el metabolismo reduce las moléculas grandes procedentes de los alimentos o de las reservas del organismo, y las transforma en moléculas más pequeñas. Es el proceso encargado de almacenar la energía química que se desprende durante la destrucción de las moléculas grandes que contienen una gran cantidad de energía.

Durante este proceso de degradación se produce energía, que está disponible para ser utilizada cuando el organismo lo necesita. Es conveniente apuntar que se utiliza de tres maneras: para que las células musculares puedan contraerse; en los procesos anabólicos; para mantener la temperatura corporal.

Hormonas	
Anabólicas	**Catabólicas**
Testosterona	Cortisol
Insulina	Glucocorticoides
Somatrotopina u hormona de crecimiento	Adrenalina

Pero, ¿cómo y de dónde obtenemos la energía? ¿Se puede medir? Gran parte de la energía que necesitamos, la tomamos principalmente de los alimentos que comemos. Ya dentro de nosotros, la energía se obtiene por medio de diferentes procesos. Uno de estos procesos es la oxidación de hidratos de carbono, grasas y proteínas.

Cada alimento tiene un valor energético o calórico, que no es otra cosa que la cantidad de energía que se produce cuando el elemento en cuestión es totalmente metabolizado.

Potencialmente, todos los alimentos son fuentes de energía. La cantidad de energía es variable y depende del contenido de macronutrientes (hidratos de carbono, grasas y proteínas). Por ejemplo, los alimentos ricos en grasas son más calóricos que aquellos constituidos principalmente por hidratos de carbono o proteínas.

Es conveniente señalar que aunque el alcohol no es un nutriente, también produce energía metabólicamente utilizable con un rendimiento de 7 kcal/g, cuando se consume en cantidades moderadas, menos de 30 g de etanol/día.

Hay que apuntar que las vitaminas, minerales y agua no suministran energía.

Para medir la energía en el proceso metabólico, se recurre a las unidades de medida de kilocalorías. Por ejemplo, la oxidación de los alimentos en el organismo tiene como valor medio el siguiente rendimiento:

Rendimiento calórico	
1 g de grasa	9 Kcal/g
1 g de proteína	4 Kcal/g
1 g de hidratos de carbono	3.75 Kcal/g

Con información de http://pendientedemigracion.ucm.es/info/nutri1/carbajal/manual-04.htm

Metabolismo basal

Nuestro cuerpo trabaja todo el tiempo: respiramos, nuestro corazón envía sangre a todos los rincones de nuestro cuerpo, se regula nuestra temperatura corporal, nuestro cerebro manda órdenes para la realización de actividades, todo esto de entre una larga lista de funciones que el cuerpo humano realiza. Para que todas estas actividades se realicen, nuestro organismo requiere energía. El proceso metabólico es el encargado de liberar esa energía que necesita el cuerpo para desarrollar sus funciones.

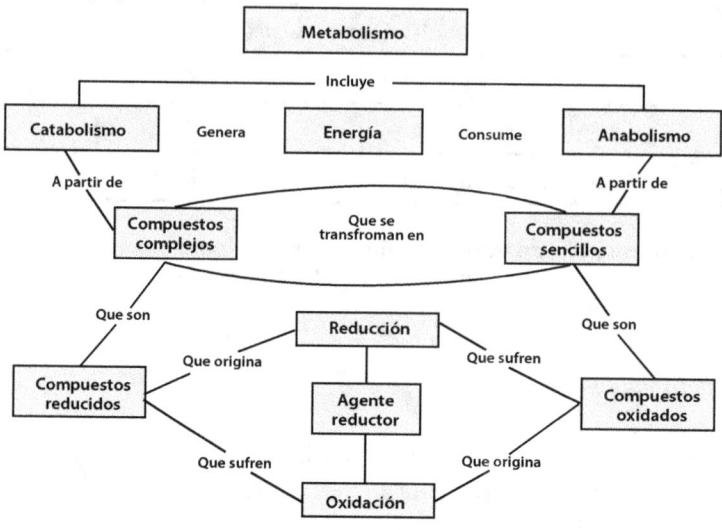

Cuadro sinóptico del metabolismo

La energía mínima que se requiere para realizar las funciones que mencionábamos anteriormente, y otras que son igualmente importantes, se conoce como metabolismo basal. Para medirlo, la persona debe estar en completo reposo pero despierta.

Cómo medir la tasa del metabolismo basal (TMB)

Medir la altura en centímetros. Por lo general, mientras más alta sea la estructura ósea, más alta será la TMB. En igualdad de condiciones, un hombre alto tiene más tejido corporal que uno más bajo, lo que significa que usa más energía al día con solo subsistir. Si no está seguro de tu altura exacta, comience por averiguarlo. Utilice las medidas en centímetros ya que los cálculos de la TMB se realizan de acuerdo con el sistema métrico.

Determine su peso en kilogramos. Si no se ha pesado desde hace un tiempo, suba a una báscula. Por lo general, mientras más pesado sea, más energía usa su cuerpo diariamente. Pesarse también es una buena idea si intenta ganar o perder peso, ya que deberá juzgar tu progreso con base en un valor inicial. Si sabe su peso en libras, puede multiplicarlo por 0,454 para convertirlo a kilogramos.

Utilice la ecuación de TMB para hombres. En el caso de los hombres, la ecuación para calcular la TMB es:

$$\text{TMB} = 66 + (13,8 \text{ x el peso en kg}) +$$
$$(5 \text{ x la altura en cm}) - (6,8 \text{ x la edad en años}).$$

Esta ecuación simple tiene en cuenta la altura, el peso, y la edad y sexo. La TMB aumenta con la altura y el peso pero disminuye con la edad. El valor para la TMB en esta ecuación se da en kilocalorías por día.

En términos simples, a las kilocalorías normalmente se les llama "calorías". Probablemente esté familiarizado con ellas porque aparecen en la información nutricional que se encuentra en los envases de comida.

Hay varios factores que influyen en el metabolismo basal:

» La cantidad de masa muscular
» La superficie corporal total
» El género y la edad
» La temperatura corporal y las condiciones ambientales
» Hormonas tiroideas
» La actividad del sistema nervioso
» Etapas de crecimiento
» Consumo de cafeína

El motivo por el que una mayor masa muscular influye en el metabolismo basal es porque el músculo necesita mucha energía para su mantenimiento. En el cuerpo humano masculino, los músculos representan entre un 40 y un 50% del peso corporal, en la mujer representan entre un 30 y un 40%, esto significa que por cada kilógramo de peso total, entre 300 y 500 g, dependiendo del género, corresponden al tejido muscular. La estatura y el peso, además de la masa muscular inciden en la superficie corporal total.

El género suele ser un factor que determina la cantidad de masa muscular y de superficie. Por esta razón, los hombres tienden a comer más. Además se cansan un poco más rápido y se sienten muy débiles cuando no consumen alimentos en el menor tiempo posible después de sentir hambre en comparación con las mujeres.

Sin embargo, las mujeres normalmente acumulan más grasa en el tejido adiposo, en comparación a los hombres, debido a que la testosterona en las mujeres está en niveles más bajos, mientras que en los hombres es una de las causantes que el exceso de grasa no sea tanto y que la masa muscular aumente. Claro está que esto depende de la genética, de los hábitos de cada persona.

Al parecer la tasa metabólica basal disminuye con el pasar de los años. Los expertos dicen que después de los 25 años disminuye en un 2% cada año, aproximadamente.

El gasto energético diario —que invariablemente condiciona las necesidades calóricas— depende de estos tres componentes importantes:

Gasto energético

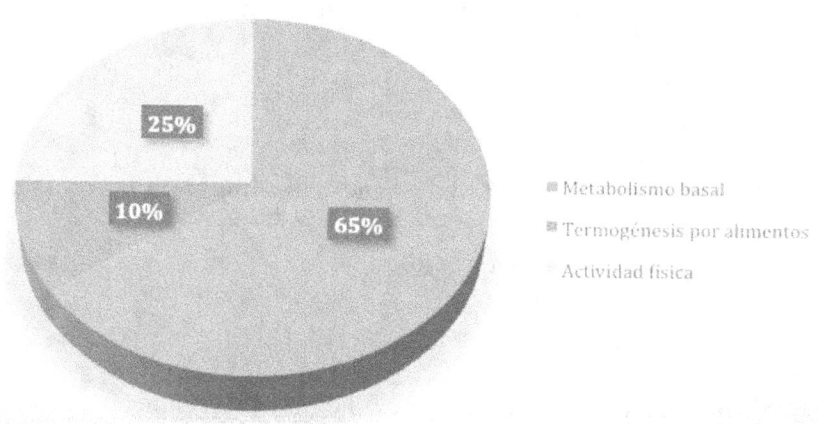

Cuadro Gasto energético
Con información de: http://seila-aeq.blogspot.mx/

La cantidad de energía que una persona necesita para realizar todas las funciones corporales, determina si posee un metabolismo rápido o lento.

¿Cuánta energía se necesita para respirar? ¿Cuánta para que la sangre circule por el cuerpo? ¿Con cuánta energía funciona nuestro cerebro? Al realizar las mismas funciones, ¿todas las personas consumen la misma cantidad de energía? Es muy importante saber qué tipo de metabolismo tenemos si queremos entender cómo funciona nuestro organismo.

Como se emplea la enregía en el metabolismo basal	
Metabolismo celular	50%
Síntesis de moléculas, sobre todo de proteínas 40%	40%
Trabajo mecánico interno (movimiento de los músculos respiratorios, contracción del corazón, etc.) 10%	10%

Cuadro: Metabolismo basal

Con información de https://es.wikipedia.org/wiki/Gasto_energ%C3%A9tico

La termogénesis, del griego *termo,* temperatura *génesis* inicio; es la capacidad de generar calor en el organismo, debido a las reacciones metabólicas. La disipación de calor equilibra esta generación interna dando lugar a una homeostasis térmica (equilibrio térmico) en las células que en los mamíferos, como el hombre, alcanza un valor estático de aproximadamente 37°C. La termogénesis puede ser inducida por la dieta (ingesta de alimentos con capacidad de termogénesis) o por la inclusión de suplementos dietéticos termogénicos. A veces se define la termogénesis como el residuo degradado de la energía generada en el metabolismo basal. La termogénesis explica la activación del calor típica de los mamíferos.

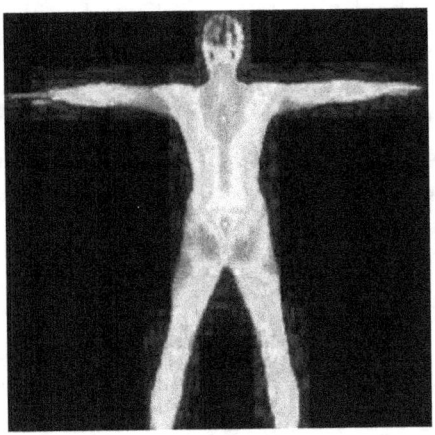

La actividad física comprende un conjunto de movimientos del cuerpo obteniendo como resultado un gasto de energía mayor a la tasa del metabolismo basal. A veces se utiliza como sinónimo de ejercicio físico, que es una forma de actividad física planificada y repetitiva con la finalidad de mejorar o mantener uno o varios aspectos de la condición física. La actividad física que realiza el ser humano durante un determinado período, mayor a 30 minutos y más de tres veces por semana, generalmente ocurre en el trabajo o vida laboral y en sus momentos de ocio. Ello aumenta, considerablemente, el consumo de energía y el metabolismo de reposo, es decir, la actividad física consume calorías.

Metabolismo lento

¿Qué es el metabolismo lento? Todos conocemos personas que, a pesar de tener una ingesta alimenticia moderada, suben de peso. Y es que pareciera que hasta el agua las hace engordar. También es común conocer a otras personas que, por el contrario, sabemos que ingieren grandes cantidades de alimento, pero parecieran no subir ni un gramo. ¿Cómo es eso posible? En primer lugar, debemos pensar en su metabolismo. Cada persona requiere un gasto de energía diferente para realizar las funciones de su organismo.

Uno de los grandes problemas con los cuales nos podemos encontrar a la hora de tratar de adelgazar es el metabolismo lento. Esta característica nos ayuda a entender por qué una persona no puede perder peso o por qué no adelgaza lo que esperaba. En un estado ideal para adelgazar, el metabolismo debería estar mayoritariamente en la etapa de destrucción o catabolismo del tejido adiposo. Si esto no sucede, estamos hablando de metabolismo lento. Se dice que una persona tiene este tipo de metabolismo cuando realiza un gasto calórico inferior a lo que es considerado como normal. Esto significa que el cuerpo realiza la destrucción o combustión de grasas en menor tiempo de lo ideal.

La persona con esta característica metabólica tiende a quemar poca grasa y ésta se almacena en mayor cantidad, lo que causa sobrepeso u obesidad.

Cómo saber si se tiene metabolismo lento
Es oportuno observar qué partes de nuestro cuerpo son más prominentes: Si son las caderas y los muslos se trata de un metabolismo lento; en cambio, si es el vientre, es rápido.
Para llevar un control más preciso, es conveniente registrar todo lo que comamos durante el día. Si notamos que no hemos consumido grandes cantidades de comida y aun así se eleva el peso, es un hecho que nuestro metabolismo es lento.
Es importante tener en cuenta las horas de sueño. Las personas que tienen metabolismo lento se sienten frecuentemente más cansadas a pesar de que duermen mucho.
Otro factor que nos ayudará a saber qué tipo de metabolismo tenemos es la temperatura. Si habitualmente tenemos frío cuando los demás están como la fresca mañana, posiblemente nuestro metabolismo sea lento.

Con información de http://www.15a20.com.mx/2013/06/11/deseo-5998-metabolismo-lento-o-rapido.php

Causas del metabolismo lento

Existen diferentes factores que hacen que el metabolismo de una persona sea lento, puede ser debido a alteraciones leves o graves del funcionamiento normal del organismo, por hábitos inadecuados o a causa de la intolerancia o alergia a ciertos alimentos, por ejemplo. Entre los factores más importantes que provocan el metabolismo lento están los siguientes:

» Hipotiroidismo: Es una enfermedad que se caracteriza por la disminución de la actividad funcional de la glándula tiroides y el descenso de secreción de hormonas tiroideas. Es una de las causas más comunes del metabolismo lento. Si la glándula tiroides (que regula tanto el metabolismo como el gasto calórico) no funciona correctamente, es cuando aparece el metabolismo lento.

45

» Intolerancias y alergias alimentarias: Son factores que, generalmente, las personas desconocen. Pero lo cierto es que tener intolerancia y/o alergias a cierto tipo de alimentos, es la causa de una mala digestión, hecho que causa el llamado metabolismo lento.

» Malos hábitos: También existen otros factores que pueden provocar la aparición de un metabolismo lento. Las más comunes son comer demasiado rápido, no practicar ejercicio físico y beber poquísima o nada de agua.

Síntomas del Hipotiroidismo
Heces duras o estreñimiento
Aumento de la sensibilidad a la temperatura fría
Fatiga o sentirse lento
Períodos menstruales abundantes o irregulares
Dolor muscular o articular
Palidez o piel reseca
Tristeza o depresión
Cabello o uñas quebradizas y débiles
Debilidad
Aumento de peso

Con información de http://www.nlm.nih.gov/medlineplus/spanish/ ency/article/000353.htm

El hipotiroidismo es un padecimiento más común en las mujeres y en personas mayores de 50 años.

Consecuencias del metabolismo lento

Cuando una persona tiene metabolismo lento, su organismo quema muy poca grasa, por lo que ésta se almacena en su cuerpo, en una proporción muchísimo más elevada de lo normal. En esta situación, se tiene más riesgo de padecer sobrepeso y obesidad.

En otras palabras, metabolismo lento no sólo provoca que ganemos peso de manera más fácil, sino que también dificulta su pérdida.

Otra de las consecuencias que puede conllevar el metabolismo lento, es sentirnos más cansados de lo habitual.

Además, pueden estar asociados con este tipo de metabolismo, padecimientos o alteraciones como la diabetes, problemas renales, problemas de tiroides, problemas cardiovasculares, y el síndrome metabólico, que veremos más adelante.

Metabolismo rápido

Seguramente más de una vez ha escuchado decir de alguien "Mira a fulanita, ¡Qué suerte tiene! Por más que coma nunca engorda". Decíamos, con anterioridad que hay personas que comen y comen, y no suben de peso, ni un gramo. Ahora sabemos que su metabolismo es el responsable.

A diferencia del metabolismo lento, en el que el gasto energético es bajo, al tener un metabolismo rápido, la energía empleada para la realización de las funciones vitales del cuerpo humano es mayor. Una persona que tiene esta característica metabólica consume más energía, por lo que tiene que producir más, para satisfacer todas las necesidades de su organismo. Por ende, para producir más, debe consumir más alimento.

Estamos hablando de grandes cantidades de energía en general. En esta situación, el cuerpo moviliza sus reservas energéticas, al tiempo que hace uso de calorías adicionales para realizar sus funciones. De esta manera, el consumo de energía funciona de manera más eficiente. El resultado es que se cuenta con más energía, por lo que se pueden hacer más cosas.

Con un metabolismo rápido, el cuerpo procesa más energía. Hay varios factores que nos pueden indicar si nuestro metabolismo es acelerado:

» Mayores niveles de energía
» Altos niveles de calor corporal, aun en condiciones de descanso

- » Mayor transpiración
- » Cambios hormonales
- » Aumento de la frecuencia cardíaca
- » Menos sensación de saciedad

Cuando tenemos más un metabolismo rápido, se produce un incremento de calor que proviene de los músculos. Eso nos puede hacer sentir más calor durante distintos momentos del día, sobre todo en momentos de descanso normales.

Al producirse un aumento de la temperatura, el cuerpo reacciona para bajar la temperatura. De esta manera se produce el sudor que después se va evaporando. La transpiración es una función fisiológica normal que permite regular la temperatura corporal con el objetivo de mantener la temperatura del cuerpo constante, en alrededor de 37°C. Si se experimenta más transpiración es muy importante aumentar la ingesta de líquidos.

Con un metabolismo rápido, es posible que nuestro perfil hormonal cambie al tener actividad física. Un cambio hormonal, común de este tipo de metabolismo es, particularmente en los hombres, la elevación en los niveles de testosterona. Esta hormona anabólica funciona a su vez como acelerador del metabolismo depositando más proteínas en los músculos. El efecto es inmediato. Con un incremento de testosterona viene una sensación de tener más fuerza muscular; hay una mayor y más rápida recuperación después del ejercicio y para como que no necesitas dormir demasiado. Incluso en el aspecto anímico podemos ver los resultados, pues se siente más confianza, además de un incremento en la libido.

La actividad física juega un papel importantísimo en la salud,
se recomienda realizar 60 minutos diarios para los jóvenes y
150 minutos semanales para los adultos.

Durante una actividad física muy intensa, nuestro cuerpo intentará recuperarse más rápidamente. Para esto es necesario que se aporte más oxígeno y nutrientes a los músculos a través de la sangre. Como consecuencia de este proceso, el ritmo respiratorio aumenta.

Otro rasgo de un metabolismo acelerado es tener un cambio en la frecuencia cardiaca. El aumento en la frecuencia cardíaca puede ser un síntoma de que nuestro cuerpo se está recuperando, por ejemplo después de un entrenamiento.

El organismo necesita recuperarse rápidamente y, en consecuencia, nuestro metabolismo puede acelerarse momentáneamente.

Es normal que la actividad física intensa tenga por resultado una frecuencia cardiaca mayor. Sin embargo, hay que estar seguro de que este síntoma es por esa y no por otras causas, por lo que si se nota algo extraño, es conveniente acudir a un médico.

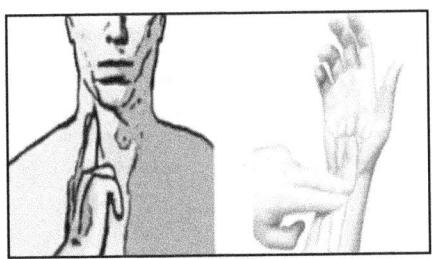

Pulsaciones desde el cuello y la muñeca

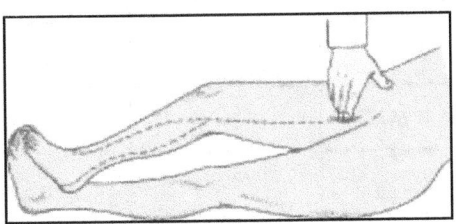

Pulsaciones desde la ingle

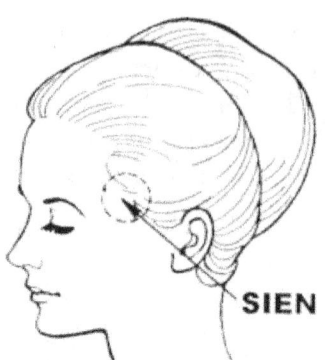

Pulsaciones desde la sien

¿Qué es la frecuencia cardíaca en reposo (FCR)?
Es la frecuencia cardíaca que tenemos en
el momento de menor actividad física.

Cantidad de latidos por minuto en Hombres				
Edad	Mala	Normal	Buena	Muy buena
20-29 años	86 o más	70-84	62-68	60 o menos
30-39 años	86 o más	72-84	64-70	62 o menos
40-49 años	90 o más	74-88	66-72	64 o menos
50-59 años	90 o más	74-88	68-74	66 o menos
60 años o más	90 o más	76-90	70-76	68 o menos

Cantidad de latidos por minuto en Mujeres				
Edad	Mala	Normal	Buena	Muy buena
20-29 años	96 o más	78-94	72-76	70 o menos
30-39 años	96 o más	80-96	72-78	70 o menos
40-49 años	100 o más	80-98	74-78	72 o menos
50-59 años	104 o más	84-102	76-82	74 o menos
60 años o más	108 o más	88-106	78-88	78 o menos

Valores de frecuencia cardiaca en estado de reposo

Con información de http://www.efdeportes.com/efd201/ficha-experimental-para-el seguimiento-corporal.htm

Otro signo de que nuestro metabolismo es rápido, es que necesitamos comer una mayor cantidad de alimentos para saciarnos. Además, la sensación de saciedad dura menos. De esta manera, para que nuestros músculos se repongan, nuestro organismo procesa los alimentos mucho más rápido, activando una mayor cantidad de enzimas digestivas para descomponer más rápido los nutrientes necesarios.

En ocasiones, el metabolismo acelerado puede durar poco. Generalmente, es producto de varios factores, no siempre positivos. Entre las causas tenemos las siguientes:

» La actividad física,
» La composición corporal,
» El género,
» Las alteraciones hormonales,
» El estrés,
» El hipertiroidismo o una glándula tiroides hiperactiva.

Al incrementar nuestra actividad física, nuestro metabolismo se acelera. La necesidad de recuperación después de hacer ejercicio es algo normal. Para que tenga éxito, es necesaria mucha energía. Como sabemos, la actividad física, moderada o intensa, pone en marcha una serie de procesos que permiten una recuperación mayor. Por ejemplo, si nuestra temperatura se eleva, nuestro cuerpo comienza un proceso de regulación a través del sudor. Y para que eso suceda, es necesario que el metabolismo sea rápido.

La composición corporal, por sí misma, tiene un factor acelerador del metabolismo: una persona con mayor masa muscular tiene un metabolismo más rápido, pues necesita más energía.

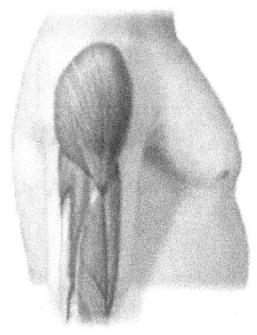

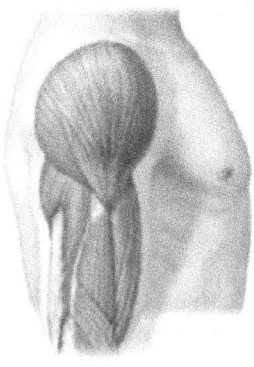

Desarrollo muscular

De la misma manera que es común que las mujeres tengan un metabolismo lento, es común, aunque no siempre sucede, que los hombres tengan un metabolismo rápido. Sin embargo, esto puede deberse a que los hombres suelen tener una mayor masa muscular y, en ocasiones, una actividad física más intensa.

Durante el periodo de crecimiento, esto es desde la infancia hasta la juventud, hay una serie de cambios hormonales que pueden ser factores que propicien que el metabolismo se acelere. Resulta evidente que en estas etapas el gasto energético es considerable, por lo que siempre se necesita más.

Un estado de estrés intenso puede ser otro factor que acelere el metabolismo. Dependiendo del tipo de estrés, se activan uno o varios sistemas de nuestro organismo, lo que provoca que se generen distintos tipo de hormonas.

Hay, sin embargo, padecimientos que pueden provocar la aceleración metabólica. Es el caso del hipertiroidismo. Se trata de un padecimiento que afecta la glándula tiroides, haciendo que esta produzca demasiada hormona tiroidea. También se le conoce como tiroides hiperactiva.

Síntomas de hipertiroidismo
Poca concentración
Cansancio
Bocio (tiroides visiblemente agrandada o nódulos tiroideos)
Temblor de manos
Poca tolerancia al calor
Irregularidades en el periodo menstrual
Trastornos de sueño
Pérdida de peso (o en otros casos aumento)

Engordar o no engordar, esa es la cuestión. Es común pensar que al tener un metabolismo rápido todo está permitido, hablando de comida. Es común escuchar que el metabolismo rápido es una bendición, algo así como un don divino o de la naturaleza. Es por esta razón que muchas de las personas que cuentan con esta característica descuidan sus hábitos alimenticios. Sin embargo, como muchas de las características de nuestro cuerpo, es necesario seguir ciertos lineamientos. Hay que tener en cuenta que el metabolismo, sea lento o rápido, sufre cambios inevitables, con la edad, por ejemplo. Por esta razón, no está demás tener en cuenta que nuestro cuerpo, delgado o gordo, necesita energía. Una dieta adecuada y actividad física pertinente, como veremos más adelante con mayor detalle, son excelentes herramientas para conseguir el balance necesario en nuestra salud.

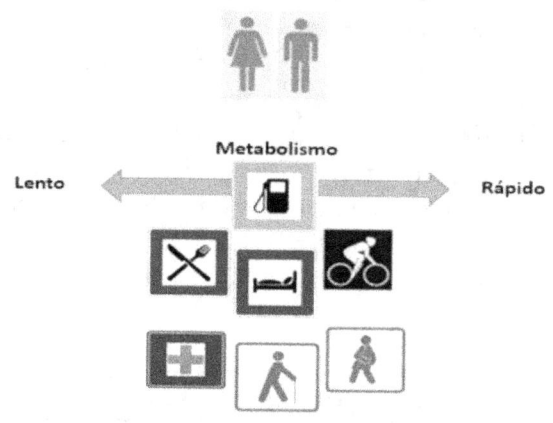

Mapa mental metabolismo

Síndrome metabólico

Se denomina así a una serie de desórdenes o anormalidades de tipo metabólico que en conjunción representan altas probabilidades de que una persona sufra enfermedades cardiovasculares y o diabetes. A estos factores de riesgo se les denomina síndrome metabólico. Al síndrome metabólico también se le conoce como síndrome de Reaven, síndrome de resistencia a la insulina o síndrome metabólico X.

A raíz de algunas investigaciones, se cree que el síndrome metabólico es una enfermedad que tiene un origen genético, es decir, que se transmite en los genes de una familia de una generación a la siguiente.

El síndrome metabólico es un padecimiento que se está volviendo muy común. Los médicos no están seguros de que el síndrome se deba a una sola causa, pero si se puede afirmar que todos sus factores de riesgo están relacionados con la obesidad.

Los principales factores de riesgo son:

» La obesidad central
» La insulinorresistencia
» Niveles altos de triglicéridos
» Niveles bajos de lipoproteínas de alta densidad
» Presión arterial alta

La obesidad central, también conocida como androide, obesidad abdominovisceral y, comúnmente, obesidad de tipo manzana, por la forma redondeada que adopta la silueta de las personas que la padecen. Consiste en que el tejido adiposo se concentra en la mitad superior del cuerpo, por lo que afecta principalmente al abdomen además de otras zonas como la cara, el cuello o los hombros. Este tipo de obesidad es más común en hombres, aunque también se presenta en mujeres.

Tipos de obesidad

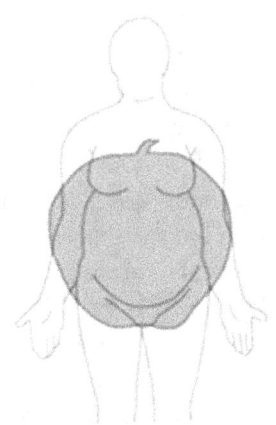

Obesidad central o androide

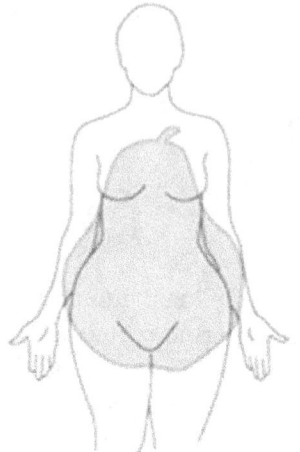

Obesidad periférica, de pera o ginoide

La resistencia a la insulina, o insulinorresistencia, es una alteración de tipo genético, aunque también puede ser adquirida, en términos fisiológicos se refiere a una inadecuada captación de la glucosa dependiente de insulina por parte de los tejidos, en especial del hígado, músculo y tejido adiposo. Debido a esto, los niveles de glucosa en sangre aumentan produciendo hiperglucemia. Al mismo tiempo se acompañan de hiperinsulinemia por la sobreproducción pancreática de insulina, llevando al organismo a desarrollar Diabetes mellitus tipo 2.

Los triglicéridos son un tipo de grasa que está presente tanto en el torrente sanguíneo y en el tejido adiposo. Un exceso en este tipo de grasa puede contribuir al endurecimiento y el estrechamiento de las arterias. Enfermedades como la diabetes, la obesidad, la insuficiencia renal o el alcoholismo están asociadas al aumento de los triglicéridos. Cuando se encuentran por debajo de 150, se está hablando de niveles normales. Los niveles superiores a 200 son elevados.

La gente con síndrome metabólico tiene un mayor riesgo de sufrir un ataque cardíaco o una enfermedad arterial coronaria, además de diabetes.

Además de los factores de riesgo asociados con el síndrome metabólico que ya mencionamos, hay que poner atención a los siguientes factores:

» Edad: la incidencia del síndrome metabólico aumenta con la edad.
» Antecedentes familiares o personales de diabetes: aquellas personas que tuvieron diabetes durante el embarazo (diabetes gestacional) o que tienen

un familiar con diabetes tipo 2 están expuestas a un riesgo más elevado de síndrome metabólico.

» Tabaquismo.
» Alcoholismo.
» Estrés.
» Estado posmenopáusico.
» Dietas ricas en grasas.
» Estilo de vida sedentario.

Pero, ¿cuáles son los síntomas del síndrome metabólico?, ¿cómo se diagnostica? Las personas que tienen este padecimiento metabólico rara vez presentan síntomas. Sin embargo, ciertos signos pueden conducir al médico al diagnóstico del síndrome metabólico.

El primer paso es revisar los niveles de colesterol HDL y de triglicéridos en el organismo y la presión arterial además de la cantidad de grasa abdominal y el peso corporal que son signos de advertencia del síndrome metabólico. También deben realizarse análisis de sangre para medir la cantidad de glucosa e insulina.

Es posible que el síndrome metabólico se pueda tratar con medicamentos, pero definitivamente, es conveniente además, realizar modificaciones al estilo de vida, como tener una alimentación adecuada, o, por ejemplo, evitar consumir grandes cantidades de dulces, dejar el consumo de tabaco y reducir la ingesta de alcohol.

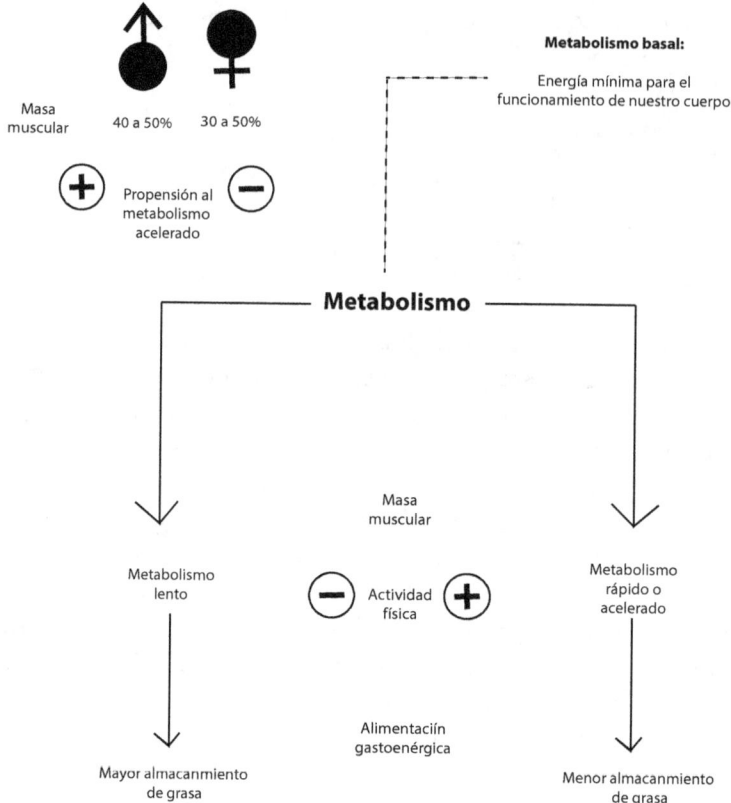

Causas del desorden metabólico

Hay que apuntar que la obesidad y el síndrome metabólico son padecimientos complejos y heterogéneos con un fuerte componente genético. Sin embargo, su expresión está influida por factores ambientales, sociales, culturales y económicos, entre otros.

Sumado a esto, estas patologías son factores de riesgo importantes para el desarrollo de diabetes tipo 2, la enfermedad arterial coronaria y cerebrovascular por arteriosclerosis, que son las principalescausas de muerte en nuestro país.

En la siguiente tabla, podemos observar los la incidencia en México de los padecimientos que componen el síndrome metabólico:

Prevalencia de algunos componentes del síndrome metabólico en México

Padecimiento	Prevalencia total 1993	Prevalencia total 2000	ENSA 2000 Hombres	ENSA 2000 Mujeres	Grupo de edad de mayor prevalencia Hombres	Grupo de edad de mayor prevalencia Mujeres
					60 – 69 años	
Hipertensión Arterial	26.6	30.05	34.2	26.3	63.7	54.9
					60 – 69 años	
Diabetes	8.2	10.8	10.8	10.9	22.5	26.9
					55 – 59 años	
Obesidad	--	24.4	19.4	28.8	35.9	

1. Encuesta Nacional de Salud (ENSA-2000). México. Secretaría de Salud. México, D.F.

2. Velázquez O, Rosas M, Lara A, Pastelin G, Grupo ENSA 2000, Attié F, et al: Hipertensión Arterial en México: resultados de ENSA 2000. Arch Cardiol Mex. 2002;72:71-84.

Tabla de prevalencia de los factores de riesgo del SM

El interés de la ciencia por el síndrome metabólico ha crecido en los últimos año, favoreciendo su estudio por parte de distintas disciplinas.

Se trata de un problema de salud pública, dada la relevancia de estos padecimientos en la salud se requiere encontrar estrategias científicas que acorten los tiempos en la generación de conocimientos y que permitan diseñar modelos de prevención y tratamiento.

En las últimas dos décadas, la información obtenida y difundida sobre la obesidad y síndrome metabólico ha crecido. A raíz de esto, algunos sistemas de salud en el mundo y a numerosas sociedades médicas han formado grupos de expertos que analicen esta información de manera permanente.

En 2001, el Panel III de Tratamiento de Adultos (ATP III) del Programa Nacional de Educación sobre el Colesterol de los E. U., propuso un conjunto de criterios. Uno de los componentes clave para el diagnóstico es la obesidad. El ATP III no recomienda mediciones rutinarias de la sensibilidad a la insulina ni un análisis de glucemia después de 2 horas de una sobrecarga de glucosa. En cambio incluye una evaluación de la glucosa en ayunas, en caso de que no se haya diagnosticado ya diabetes o tolerancia a la glucosa.

Obesidad

En las distintas definiciones del síndrome metabólico del adulto, elaboradas por la ATP III, la Organización Mundial de la Salud y la Federación Internacional de la Diabetes, el parámetro más constante como criterio diagnóstico del síndrome metabólico es la obesidad, evaluada por el índice de masa corporal (IMC) y el perímetro de cintura de la siguiente manera:

> » Mujeres: >88 cm;
> » Hombres: >102 cm.

En niños, la Federación Internacional de la Diabetes ha propuesto que si se sospecha de una condición similar al síndrome metabólico, debe existir obesidad, es decir, IMC mayor a 95, más dos criterios adicionales.

El término "síndrome metabólico" agrupa varios factores de riesgo cardiovascular, el principal de los cuales es la resistencia a la acción de la insulina. Sin embargo, la obesidad parece ser uno de los factores desencadenantes más importantes entre otras alteraciones metabólicas que lo caracterizan: intolerancia a la glucosa, diabetes, dislipidemia e hipertensión.

Es muy útil asociar estas dos condiciones para fines de prevención, diagnóstico y tratamiento, por las siguientes razones:

> » Numerosos estudios han demostrado que se reduce hasta 70% la expresión clínica del síndrome metabólico en el paciente obeso que logra buen resultado con el tratamiento de su obesidad.
> » Las medidas generales de prevención y tratamiento de la obesidad y del síndrome metabólico es indispensable que el paciente cambie su estilo de vida por conductas más saludables, especialmente aumentando su actividad física, reducción del consumo de la energía total y disminuyendo el consumo de grasas y alcohol.
> » Para el manejo de la obesidad los médicos y nutriólogos deben tomar en cuenta otros padecimientos crónico-degenerativos.
> » La infraestructura para el diagnóstico y tratamiento de estos padecimientos, así como los recursos humanos que realizan estos procesos son esencialmente los mismos.

La obesidad, a diferencia de otras enfermedades como las infecciones, el cáncer y las enfermedades mentales, es una enfermedad progresiva que puede revertirse o controlarse más fácilmente en su fase inicial. La detección y tratamiento permite construir una relación médico-paciente más adecuada, ya que en la medida que el médico, el nutriólogo o cualquier otro profesional de la salud detecta la presencia de una enfermedad y el paciente toma conciencia de ella, se favorece la adherencia al tratamiento.

Desde la perspectiva de la salud pública, asociar ambos padecimiento, obesidad y síndrome metabólico, permite transmitir a la comunidad varios mensajes más fácilmente:

» Reforzar la idea de que la obesidad es una enfermedad.
» Establecer que existe una relación entre la obesidad y el síndrome metabólico.
» Mostrar la importancia de controlar la obesidad para evitar o retardar la expresión de enfermedades, en particular del síndrome metabólico.
» Hacer énfasis en que la detección de la obesidad —en particular la abdominal– es un factor que permite identificar un mayor número de individuos con riesgo de sufrir eventos isquémicos.
» Invitar a la población a acudir periódicamente a los sistemas de salud para el control y prevención de estos padecimientos.

La obesidad puede provocar algún tipo de incontinencia urinaria.

La obesidad puede considerarse como un problema de salud pública, por sus consecuencias y su asociación con las principales causas de mortalidad. En los últimos años, el sobrepeso y la obesidad en adultos han aumentado. El problema en niños y adolescentes es igualmente alarmante.

Obesidad abdominal

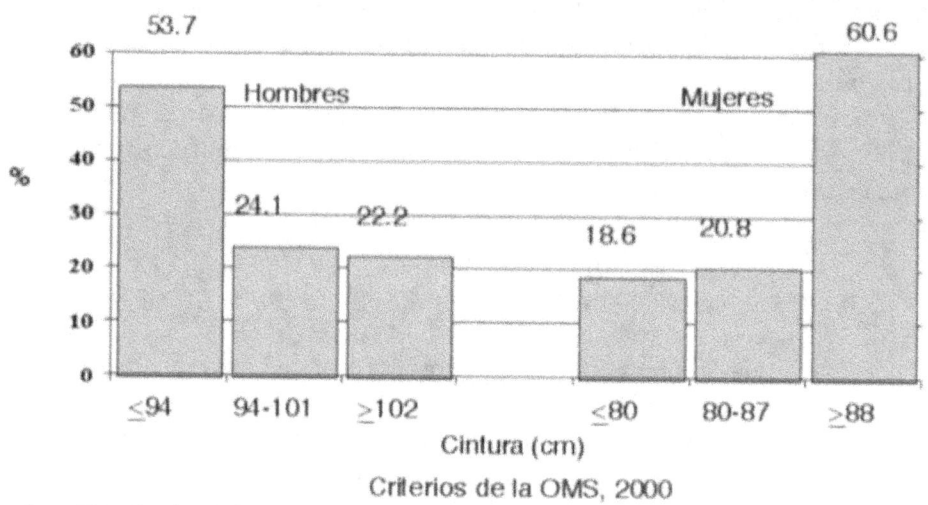

Circunferencia de la cintura en México

En México el síndrome metabólico es el principal problema de Salud. Cobra mayor importancia como factor de riesgo para desarrollar diabetes y eventos cardiovasculares, siendo las dos primeras causas de muerte en México desde el año 2000. Por consiguiente se han venido proponiendo distintas definiciones de síndrome metabólico la más utilizada son la de la OMS y la ATP III. En los últimos tiempos otros grupos de expertos como la Federación Internacional de la Diabetes, el grupo Europeo para el Estudio de la Resistencia a la insulina definen que el Síndrome Metabólico debe girar alrededor de la obesidad abdominal.

La resistencia a la insulina

La Resistencia a la Insulina, también conocida como Hiperinsulinemia, es una deficiencia metabólica genéticamente determinada en que el cuerpo no puede utilizar la insulina de forma eficiente.

62

En el metabolismo de una persona normal, las concentraciones elevadas de glucosa estimulan al páncreas para que libere una hormona denominada insulina. A su vez, las células efectoras del cuerpo ubicadas en el hígado, músculo y tejido adiposo poseen receptores que al unirse con su insulina, permiten el ingreso de glucosa a la célula y, por consiguiente, la producción de energía.

En una persona que tiene dicho síndrome, esta hormona no es capaz de contactar adecuadamente al receptor. Esto genera un círculo vicioso en donde el páncreas sigue emitiendo cada vez más insulina, la que después de un largo tiempo se agota pudiendo ocasionar Diabetes Mellitus.

Este cuadro también es el causante de otras enfermedades como Hipertensión, Dislipidemias o aumento de colesterol, Hígado Graso —componente importante del Síndrome Metabólico—, Hiperuricemia —aumento del ácido úrico que puede llevar a cuadros articulares de Gota—, Ovarios Poliquísticos y aumento de la actividad protrombótica. Una persona con Resistencia a la Insulina tiene más probabilidades de tener Obesidad y sufrir Hipertensión y colesterol alto, lo que es un riesgo para el corazón.

La Hiperinsulinemia está presente en un 30% de la población mundial, es decir, un quinto de las personas supuestamente sanas padece esta afección y la gran mayoría no lo sabe. Hay muchos que tienen alguna de las enfermedades anteriormente descritas y se las tratan sin saber que su causa es este problema con la insulina. Por eso, quienes tengan familiares con este cuadro o que nunca se hayan realizado exámenes para conocer los niveles de azúcar presentes en la sangre, se les recomienda consultar a un especialista, de preferencia un Endocrinólogo o Diabetólogo.

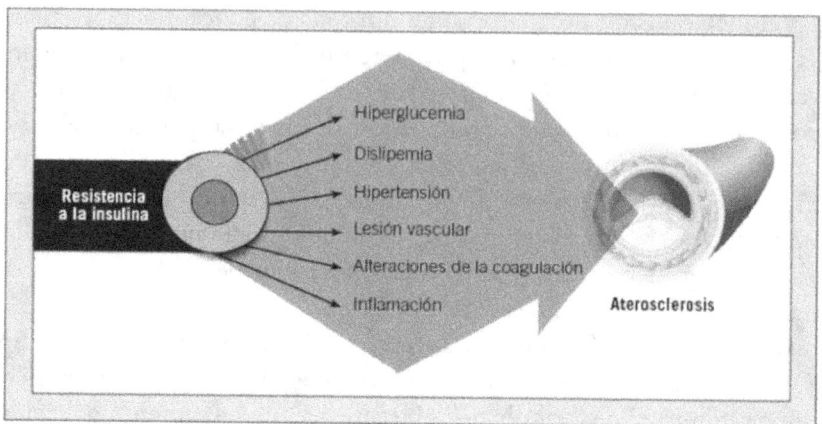

No existen síntomas que puedan señalar la presencia de este Síndrome. Para poder diagnosticarlo es necesario realizar una prueba de tolerancia a la glucosa con insulinemia, o curvas de glucosa e insulina para medir los niveles de éstas en la sangre.

Hay algunos signos físicos que pueden ayudar a determinar si una persona tiene resistencia a la insulina, pero que sólo están presentes en la minoría de los casos. Éstos son la acantosis nígrica (marca oscura, como una mancha, alrededor del cuello y en los pliegues del cuerpo como axilas, detrás de las rodillas, etc.) y conocer la medida de la cintura del paciente (el límite en la mujer es de 88 centímetros y en el hombre 102).

El tratamiento no es de orden farmacológico, en primera instancia. Se recomienda realizar dietas hipocalóricas ajustadas a la condición del paciente, de más o menos 20 calorías por kilo de peso, con un bajo aporte de fructosa que se considera marcador de la insulinorresistencia. A esto se suma la inclusión de ácidos grasos monoinsaturados como aceites de oliva, paltas y aceitunas, y la realización de ejercicio controlado y programado por un profesor de gimnasia y/o Kinesiólogo tres veces a la semana.

En una segunda etapa se podrían incluir fármacos que ayuden a la terapia inicial si se presentan trastornos metabólicos o endocrinólogos. Por lo general, se recomienda realizar programas integrales, como el Programa de Sobrepeso y Obesidad de Clínica Santa María, en que se contempla todo lo anterior más apoyo psicológico, especialmente en pacientes que padecen enfermedades provocadas por la Insulinorresistencia, como diabetes y obesidad.

Hipertensión arterial

La relación entre la hipertensión arterial y el síndrome metabólico importantes implicaciones terapéutica. Como hemos visto, la obesidad, la resistencia a la insulina y las alteraciones de la función renal se encuentran en el centro de los factores de riesgo y deben ser el objetivo al que se dirigen las estrategias preventivas y terapéuticas.

La hipertensión arterial es un importante factor de riesgo para las principales complicaciones cardiovasculares, como la cardiopatía isquémica y los accidentes cerebrovasculares. Los trastornos metabólicos asociados a la hipertensión arterial desempeñan un papel importante en la aparición y el pronóstico a largo plazo de la hipertensión arterial, pero, además, pueden modificar la estrategia terapéutica. Es frecuente la asociación entre este padecimiento y la diabetes mellitus. Pero la interrelación con la obesidad u otras situaciones de riesgo, como las alteraciones del metabolismo de la glucosa, hacen pensar que la base de esta asociación epidemiológica podría responder a otros vínculos comunes.

La mayoría de los estudios coincide en que los sujetos que presentan hipertensión arterial tienen con más frecuencia alteraciones del metabolismo. Incluso se ha puesto de manifiesto que los pacientes hipertensos mostraban con más frecuencia curvas de sobrecarga de glucosa anormales e hiperinsulinemia.

Consecuencias del desorden metabólico

Como ya hemos visto, al desarrollar el síndrome metabólico existen una serie de complicaciones en nuestro organismo. La aparición de distintas enfermedades que representan, individualmente, las mayores tasas de mortalidad en el mundo. Además, durante el padecimiento de estas enfermedades, la calidad de vida, tanto del paciente como de sus familiares se ve mermada. Enfrentar este síndrome representa a para los hogares un gasto de recursos de todo tipo, siendo los económicos los que encabezan la lista.

Para las instituciones públicas, estos padecimientos representan una gran parte del gasto de los recursos con los que cuentan.

Como podemos ver en los siguientes cuadros, la proyección no es muy alentadora.

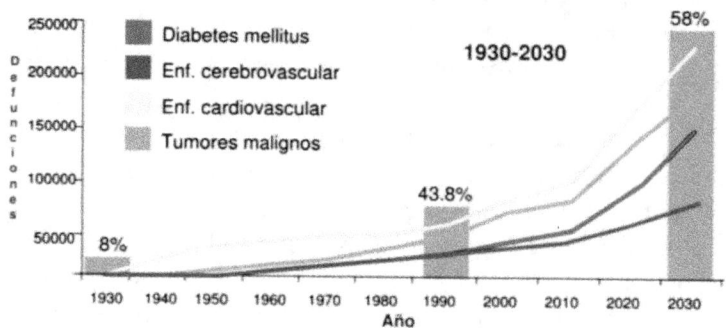

Tendencias de la mortalidad de algunas ECNT seleccionadas México, 1930 - 2030

Instituto Nacional de Estadística Geografía e Informática / Dirección General de Epidemiología. SSA.

De acuerdo con estimaciones del Instituto Mexicano del seguro Social, el costo actual para el Sistema Nacional de Salud en la atención de pacientes con diabetes es de 1% del Producto Interno Bruto (PIB).

Solo el 25.4% de las personas diagnosticadas con diabetes llevan un control médico de la enfermedad.

Un 9.2 % de los mexicanos tienen diabetes, según datos de la Organización para la Cooperación y Desarrollo Económico (OCDE). En el resto de los países de esta organización el promedio de población con esta enfermedad es de 6.5 %.

Impacto de la Diabetes en México

	Con:		
p a c i e n t e s		**Alt. Visuales, 45%**	2, 700 000
		Daño renal, 30%	1, 800 000
		Hipertensos, 65%	3, 900 000
		Necrobiosis diabética, 15%	900 000

Los costos directos (Hospitalización, medicamentos, atención, etc) e indirectos (costos para el paciente y su familia: pasajes, tiempos, etc)de la diabetes oscilan entre los 100 y 330 millones de dólares por año.

Se calcula que el costo solo por la atención de cada enfermo de diabetes es de alrededor de 52 mil dólares.

Estimaciones de OPS/OMS
Programa de Acción de Diabetes. Mex. 2001

La hipertensión arterial es una enfermedad crónica en la que aumenta la presión con la que el corazón bombea sangre a las arterias, para que circule por todo el cuerpo.

El sobrepeso y la obesidad pueden aumentar la presión arterial, sube los niveles de glucosa en la sangre, colesterol, triglicéridos y ácido úrico, lo que dificulta que la sangre fluya por el organismo.

A nivel mundial se estima que existen más de mil millones de personas con hipertensión. En México, se habla de 30 millones y el IMSS se atienden 6 millones de personas que acuden periódicamente a la consulta externa de Medicina Familiar para tratarla.

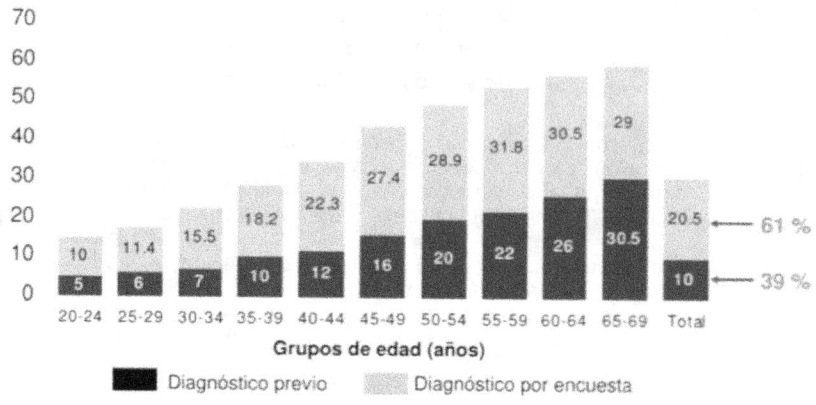

Diagnóstico de hipertensión arterial
Prevalencia por grupos de edad: ENSA 2000

Como en cualquier enfermedad, la mejor forma de luchar contra el síndrome metabólico y sus consecuencias es con la prevención.

Es muy importante que las medidas preventivas se inicien desde la infancia y la adolescencia. Estas medidas deben estar enfocadas hacia el logro de hábitos alimentarios correctos y el convencimiento de la importancia del ejercicio físico.

Alimentación adecuada

En general, para una dieta equilibrada se recomienda:

»   Hidratos de carbono en una proporción del 55-60% de las calorías totales.
»   Proteínas en una proporción del 15-20% de las calorías.
»   Grasas: no deben aportar más de un 30-35% del aporte calórico, de las cuales, saturadas: <10%; monoinsaturadas, 15-20%; poliinsaturadas: <7%; y menos de 300 mg/día de colesterol (<200 mg/día si hay SM).
»   Fibra: entre 20 y 30 g al día.

68

Hábitos de vida activos y ejercicio físico

El ritmo de vida actual lleva a la población hacia hábitos más sedentarios, hay una mayor permanencia ante el televisor o la computadora durante períodos cada vez más prolongados y se utilizan indiscriminadamente los medios de transporte motorizados. Está suficientemente demostrado que la inactividad física representa un factor de riesgo cardiovascular, en particular para la cardiopatía isquémica, la hipertensión arterial y la obesidad y sus consecuencias.

La realización de un ejercicio físico regular y apropiado a las características de cada individuo tiene la capacidad de prevenir la aparición de SM y de controlarlo una vez presente, junto con otros beneficios.

Recuperar los hábitos de vida activos, como pueden ser no utilizar el ascensor, ir caminando al trabajo, tomar el autobús o el metro una o dos paradas más lejanas o pasear en los ratos de ocio, serían medidas preventivas aconsejables.

La realización de ejercicio físico regular, adaptado a la edad y la condición individual, ayuda a mantener el peso adecuado; así, caminar 1 h (5 km/h) consume 300 kcal. La marcha rápida (jogging a 8 km/h) consume 550 kcal. Jugar 1 h de tenis consume unas 500 kcal. En general, la recomendación para prevención primaria en un adulto sería realizar 30 min de actividad física de intensidad moderada todos los días de la semana, teniendo en cuenta que una actividad física aún mayor puede incrementar los efectos preventivos benéficos.

Tu cuerpo no es igual a ningún otro cuerpo

Enfermedad cerebrovascular (EVC) o accidente cerebrovascular (ACV)

El (ACV) está definido por la Organización Mundial de la Salud como la disminución brusca o pérdida de la conciencia, sensación y movimiento voluntario causado por la rotura u obstrucción de un vaso sanguíneo del cerebro.

El AVC o *ictus* es una emergencia médica que requiere un tratamiento inmediato, pues cuanto antes sea tratado es menor la probabilidad de que haya algún daño al cerebro.

El AVC representa una de las primeras causas de muerte, tanto en países desarrollados y como en los subdesarrollados; en México, es un importante problema de salud porque, además de representar una potencial causa de muerte, es la primera causa de invalidez. Se estima que aproximadamente 20% de los sobrevivientes requieren cuidados especiales durante los primeros tres meses posteriores al evento y casi el 30% quedan en una discapacidad grave permanente.

En nuestro país, el AVC ocupa el sexto lugar como causa de mortalidad general; se encuentra dentro de las 10 primeras causas de mortalidad en el grupo de edad productiva (15-64 años), aunque la mayor mortalidad la ocasiona en el grupo de edad posproductiva (mayores de 65 años).

Entre los factores de riesgo se encuentran la hipertensión arterial, la diabetes mellitus tipo 2, la obesidad y el tabaquismo, entre otros.

Gracias a los conocimientos recientes acerca del AVC se puede hablar de la posibilidad de diagnosticarlo a tiempo, para ello, hay tres niveles de intervención:

1. Diagnóstico de pacientes con factores de riesgo para desarrollar una enfermedad cerebrovascular.
2. Diagnóstico de enfermos cerebro-vasculares que aún no han desarrollado un accidente cerebrovascular.
3. Diagnóstico emergente del accidente cerebrovascular (*ictus*).

71

Según el Nacional Institute of Neurological Disease and Stroke (NINDS), de los Estados Unidos, son factores de riesgo de las enfermedades cerebrovasculares:

> » Características individuales y estilo de vida: tabaco, alcohol, edad, sexo, raza, factores familiares.
> »

Factores de riesgo posibles: dieta, personalidad, estación del año, localización geográfica, factores socieconómicos, sedentarismo, obesidad, entre otros.

> » Enfermedades: diabetes mellitus tipo 2, hipertensión arterial, migraña, entre otras.

Existen pacientes que presentan lesiones en su árbol vascular, aún sin que hayan manifestaciones clínicas, lo que es un peligro inminente de sufrir un ACV. Si esas lesiones se detectan a tiempo es posible brindar un tratamiento temprano para evitarlo.

Como en tantas otras enfermedades, es importante la prevención, así que además de llevar una dieta saludable y hacer ejercicio, es recomendable verificar con un especialista de la salud si nuestra genética y/o forma de vida nos hace propensos a sufrir un ACV, para que nos indique las medidas que debemos tomar.

Apnea del sueño

Se conoce como apnea del sueño a la patología respiratoria que se caracteriza por el ronquido y la interrupción de la respiración mientras se duerme, así como la somnolencia durante el día.

Normalmente, al dormir, la vía aérea está despejada, lo que permite una respiración normal; pero en algunas fasees del sueño los tejidos bloquean la vía respiratoria al cerrarse, lo que provoca la apnea.

Algunos factores que aumentan el riesgo de apena son: tener el maxilar inferior más corto que el maxilar superior; tener cuello grande y la obesidad, entre otros.

La manifestación visible de la apnea del sueño son los ronquidos; éstos se interrumpen durante la apnea y reaparecen después de que el paciente resopla y jadea para poder respirar nuevamente.

Como podemos suponer, el sueño no resulta reparador, por lo que en el transcurso del día hay somnolencia, presencia de fatiga crónica e incluso alteraciones respiratorias y cardiovasculares. Además de estas consecuencias puede haber dolor de cabeza y la posibilidad de dormirse incluso manejando o en reuniones de trabajo, hay una tendencia a la depresión, a la hinchazón de piernas o a la hiperactividad.

En los adultos, la apnea se asocia con la obesidad; por lo que la mejor medida de prevención es la pérdida de peso junto ejercicio diario; dejar de fumar y evitar el alcohol también ayudan.

Es conveniente acudir a un especialista de la salud cuando existan síntomas, referidos por familiares que los noten.

La apnea se tipifica de acuerdo con la cantidad de ocasiones que se detiene la respiración por más de 10 segundos por hora.

» Leve: cuando hay entre 5 y 15 apneas por hora.
» Moderado: el paciente tiene entre 15 y 30 apneas por hora.
» Grave o severo: cuando pasa de 30 apneas por hora.

La terapia para la apnea del sueño no es curativa. Está dirigida a aliviar lo síntomas. Existen varios tipos de tratamientos que se aplican en función de la gravedad:

» Pérdida de peso, abstención del tabaco, higiene del sueño, realizar ejercicio, buena alimentación, entre otros factores.
» CPAP, recomendado en casi la totalidad de los pacientes; consiste en un generador de presión que transmite una presión continua a la vía aérea superior impidiendo que ésta se colapse, mediante una mascarilla nasal. Este tratamiento no suele tener efectos secundarios graves y en el caso de que éstos aparezcan son transitorios y desaparecen después de las primeras semanas.
» Tratamiento quirúrgico: recomendado a pacientes con lesiones como pólipos o cuando la mascarilla no es tolerada por daño en la vía aérea superior.

Trastornos alimenticios

Cuando se habla de trastorno alimenticio se refiere a un trastorno de conducta asociado con la comida; es decir, la persona que lo padece basa su vida entera en la comida, pues le otorga a ésta un valor específico de acuerdo con diversos factores psicológicos.

Estas conductas de hiperdependencia del paciente con la comida no pueden cambiarse de manera voluntaria, pues se involucran varios aspectos como autoestima, frustración, comparación constante con modelos sociales, presiones familiares, entre otros.

Independientemente del trastorno particular de que se trate, hay una serie de signos que acompañan al enfermo: aislamiento, cansancio, irritabilidad, sueño, agresión, vergüenza, culpa y depresión, por mencionar algunos.

Hay tres trastornos alimenticios que describiremos: anorexia, bulimia y obesidad. Los primeros dos son episodios de voracidad, seguidos de culpa; por lo que se recurre a medidas que compensen la ingesta excesiva que se hizo, como autoinduccion al vómito o uso de laxantes, entre otros. En el caso de la obesidad, también se presentan episodios de voracidad, conocidos como atracones, pero no existen las medidas compensatorias, por lo que el paciente tiende a sufrir sobrepeso.

En los tres casos, la imagen corporal de sí mismo está distorsionada y no corresponde a la realidad:

Anorexia: se caracteriza por la resistencia a comer, motivada por la preocupación a subir de peso, por lo que la ingesta de alimentos es muy pequeña frente a la indicada de acuerdo con edad y estatura.

Bulimia: en este caso existen los atracones, es decir, la ingesta sin control de alimentos, seguida por una medida compensatoria para no subir de peso.

En la bulimia el consumo de alimento se hace en forma de atracón, durante el cual se ingiere una gran cantidad de alimento con la sensación de pérdida de control.

Criterios según el Manual Diagnóstico y Estadístico de los Desórdenes Mentales para los Trastornos de la Alimentación (DSM IV, por sus siglas en inglés)

Anorexia nerviosa

» Miedo intenso a engordar, que no disminuye con la pérdida de peso.

» Alteración de la silueta corporal, exagerando su importancia en la autoevaluación y negando los peligros que provoca la disminución de peso.
» Pérdida de por lo menos 25% del peso original. En menores de 18 años de edad debe añadirse al peso inicial el que correspondería aumentar de acuerdo con el proceso de crecimiento y considerando que, una reducción de peso cercana a 15% es valorada como riesgo médico.
» Negativa a mantener el peso corporal por encima del mínimo, según edad y estatura.

A estos criterios pueden agregarse los siguientes:

» Pérdida de peso autoinducida por conductas compensatorias: vómitos, laxantes, diuréticos y exceso de actividad física.
» Retraso en el desarrollo puberal: falta de crecimiento de los senos, amenorrea primaria o secundaria. En los varones, los genitales no se desarrollan y hay pérdida del interés y de la potencia sexual.

Se especifican dos tipos de anorexia:

» Tipo restrictivo: la pérdida de peso se obtiene haciendo dietas, ayunos o ejercicio excesivo. No se recurre a atracones ni a purgas.
» Tipo compulsivo-purgativo: se recurre regularmente a medidas purgatorias como inducción al vómito, uso de laxantes, diuréticos y enemas.

Bulimia

A. Episodios recurrentes de voracidad:

» Comer, en periodos cortos gran cantidad de alimentos.
» Falta de control sobre la alimentación durante el episodio.

B. Promedio de dos episodios de voracidad semanales durante tres meses.

C. Autoevaluación "indebidamente" influida por la forma y el peso corporales.

D. Conducta compensatoria:

» Purgativa: vómitos autoinducidos, laxantes, diuréticos.
» No purgativa: ayuno, ejercicios físicos extenuantes.

Trastorno de la conducta alimenticia no especificado

A. Distinciones de grado:

» Mujeres que cumplen los criterios diagnósticos de la anorexia, pero con menstruaciones regulares.
» Se cumplen todos los criterios diagnósticos de la anorexia, pero el peso de la persona se encuentra dentro de los límites de la normalidad.
» Se cumplen los criterios diagnósticos de la bulimia, pero con menor frecuencia.

B. Empleo irregular de conductas compensatorias inapropiadas después de ingerir pequeñas cantidades de comida por parte de un individuo de peso normal (por ejemplo, inducción del vómito después de ingerir dos galletas).

C. Masticar y expulsar, sin tragar, cantidades importantes de comida.

D. Trastorno compulsivo: se presentan atracones recurrentes sin tener conductas compensatorias.

Información tomada de: http://www.salud.gob.mx/unidades/cdi/documentos/ guiatrastornos.pdf consultada en agosto de 2015

La población vulnerable a trastornos alimenticios es la que oscila entre los 12 y los 25 años; aunque cada vez es mayor la incidencia de estos padecimientos a edades más tempranas. En cuanto a los adultos, se cree que los que llegan a presentarlos, tuvieron conductas sintomáticas en esta etapa de su vida. Aunque se presentan en mayor medida entre mujeres, en últimas fechas se ha incrementado el número de hombres que los padece.

¿Cómo detectar los trastornos alimenticios?

Hay algunas señales que son visibles; en el caso de la anorexia podemos mencinar la reducción de peso excesiva, la piel grisácea y reseca, la caída del cabello o las uñas quebradizas, por ejemplo.

La bulimia no es tan sencillo detectarla, pues como sí hay ingesta de alimentos y después viene una medida compensatoria, no necesariamente hay una pérdida de peso excesiva. Si la medida compensatoria es el vómito, es posible identificar lesiones en la boca o pérdida de esmalte dental.

Hay otras señales que no son físicas como la irritabilidad, la culpa que sienten después de comer o la vergüenza que sienten cuando se les ve comer.

No se han podido establecer las causas específicas para los trastornos alimenticios, es por ello que se habla de que son enfermedades multifactoriales.

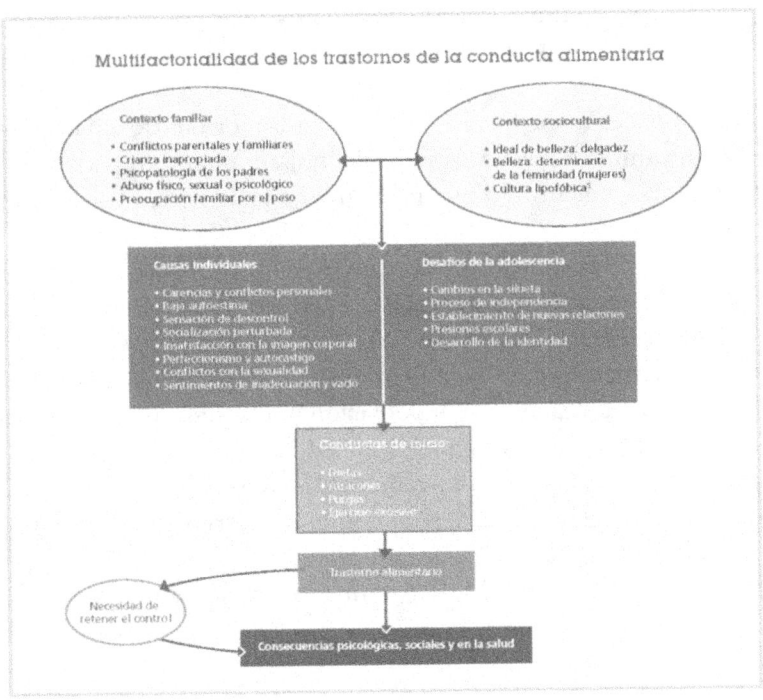

Información tomada de: http://www.salud.gob.mx/unidades/cdi/documentos/ guiatrastornos.pdf consultada en agosto de 2015

Debido a la multifactorialidad de los trastornos, la atención no es sencilla, es importante que un equipo de especialistas de la salud se unan para establecer el perfil de cada paciente y así determinar el tratamiento. Además de esto, es ideal involucrar a la familia y personas cercanas al paciente, pues parte de las causas tiene que ver con el entorno familiar y social del mismo.

El tratamiento sicológico también contribuye al buen desarrollo del proceso de recuperación en la medida en que influye en la toma de conciencia sobre la enfermedad y sus riesgos, así como en la aceptación de la participación de los otros en el proceso de curación, desde el equipo interdisciplinario hasta la familia.

El caso de la obesidad tiene algunas diferencias con los otros trastornos alimenticios, aunque también es una enfermedad crónica, compleja y multifactorial, suele iniciarse desde la infancia y la adolescencia. Su origen tiene que ver con la genética y el entorno social, siendo éste último el predominante.

Se caracteriza por una excesiva acumulación de grasa corporal y se manifiesta por exceso de peso y volumen corporal; sin embargo, es muy simplista pensar que la obesidad sólo se debe a un consumo excesivo de alimentos y a una actividad física deficiente.

Es preciso hacer notar que los cambios en las formas de vida de las familias, ha derivado en cambios de hábitos y conductas; ahora ambos padres trabajan y el clima social es más violento, lo que repercute en la actividad física de los niños y en su alimentación.

La obesidad en la infancia ayuda a predecir a un adulto obeso, el aumento en los últimos años ha convertido a ésta en el enemigo sanitario a vencer.

Antiguamente se creía que estar obesos era un signo de salud y de bienestar económico; actualmente se le ve como lo que es, una enfermedad que tiene graves consecuencias y que ataca tanto a la población con carencias económicas como la que tiene una buena situación financiera.

El índice de obesidad se ha incrementado en los últimos años a nivel mundial, hasta el punto de ser considerada como la enfermedad del siglo XX por su incidencia en la sociedad actual.

De acuerdo con la OCDE, México ocupa uno de los primeros lugares en obesidad.

Índice de obesidad en personas adultas en los países de la OCDE

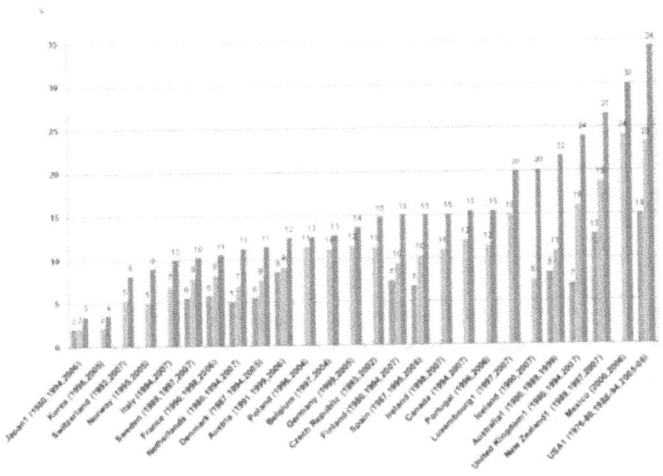

Más de la mitad de la población adulta está considerada como gorda u obesa en no menos de 13 países de la OCDE: México, Estados Unidos, Reino Unido, Australiam Grecia, Nueva Zelanda, Luxemburgo, Hungría, República Checa, Portugal, Irlanda, España e Islandia. En cambio, el índice de sobre peso y obesidad son más bajos en Japón y Corea así como algunos países europeos tales como (Francia y Suiza), aunque los índices estén aumentando en estos´países. El promedio de obesidad —que presenta mayor riesgo para la salud que el sobre peso— varía diez veces entre los países de la OCDE con un 3% en Japón y Corea, sobre un 30% en los Estados Unidos y México.

Consulte el Panorama de la Salud 2009

Información tomada de: http://www.oecd.org/centrodemexico/medios/ 30elindicedeobesidadenmexico.htm consultada en agosto de 2015

Cuando una persona consume mayor cantidad de calorías de las que su cuerpo necesita y quema diariamente, el excedente se acumula en forma de grasa, cuando no hay un control sobre esto se llega al sobrepeso y la obesidad. La acumulación

79

de grasa en sí mismo no produce un efecto negativo sobre la salud, son todas las enfermedades asociadas a ella las que generan las complicaciones.

A lo largo de este capítulo se han mencionado varias de las enfermedades asociadas a la obesidad y en cada caso la conclusión es semejante, una dieta balanceada y ejercicio diario mantendrán en control al organismo.

El IMC es un cálculo que permite asociar el peso del individuo con su estatura para saber si se encuentra en un estado de sobrepeso o no. 3.

Éste índice fue ideado por el estadista belga Quetelet y se calcula mediante la siguiente expresión matemática:

$$IMC= masa (kg) \div estatura2 (m2)$$

Cuando el IMC (Índice de Masa Corporal) es igual o superior a 25 unidades, se considera que la persona sufre de sobrepeso, y cuando es igual o mayor a 30 unidades, se considera a la persona en estado de obesidad.

Clasificación IMC (kg/m2)
Valores principales Valores adicionales
Infrapeso <18,50>
Delgadez severa 16,00
Delgadez moderada 16,00 – 16,99 16,00 – 16,99
Delgadez aceptable 17,00 – 18,49 17,00 – 18,49
Normal 18,50 – 24,99 18,50 – 22,99 23,00 – 24,99
Sobrepeso ≥25,00 ≥25,00
Pre-obeso 25,00 – 29,99 25,00 – 27
49 27,50 – 29,99
Obeso ≥30,00 ≥30,00
Obeso tipo I 30,00 – 34,99 30,00 – 32,49
32,50 – 34,99
Obeso tipo II 35,00 – 39,99 35,00 – 37,49
37,50 – 39,99
Obeso tipo III ≥40,00 ≥40,00 (3)

Es importante que cuando se detecten señales asociadas con la obesidad, un especialista de la salud intervenga para conocer los riesgos y recibir un tratamiento adecuado.

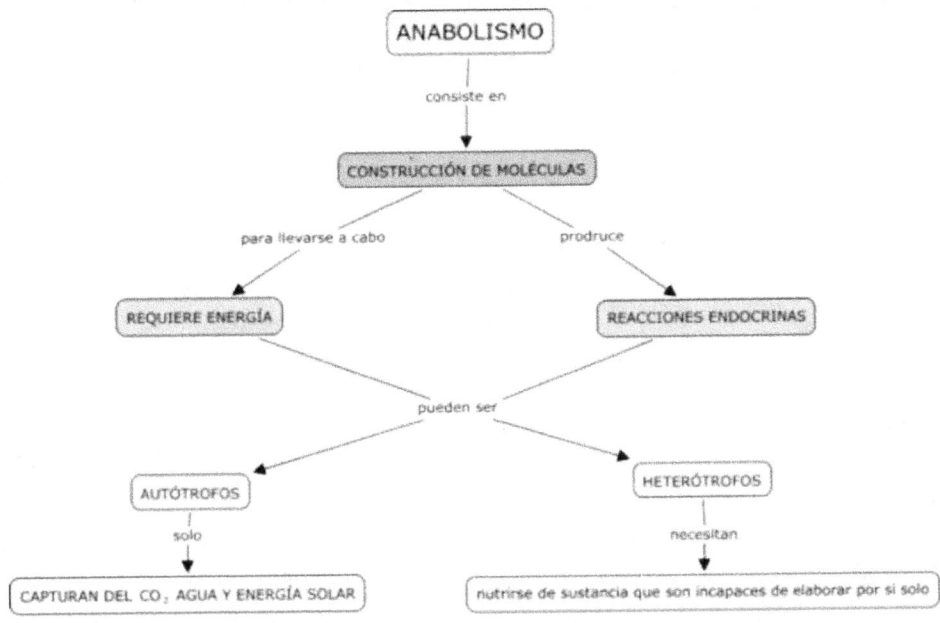

Hábitos para un buen metabolismo

Es importante desarrollar buenos hábitos para tener un metabolismo que trabaje adecuadamente, tres factores que debemos considerar para ello son: la actividad física, el descanso y la ingesta de agua suficiente.

Actividad física

Como explicamos con anterioridad, el proceso metabólico está involucrado con la transformación de la materia en energía, para ello, comprende dos etapas antagónicas:

» Anabólica (anabolismo). Etapa de construcción o producción.

» Catabólica (catabolismo). Etapa de degradación, lisis o destrucción.

Los procesos metabólicos se clasifican en:

» Endergónico. Aquel que consume energía para realizar una reacción en particular, como la glucólisis.

» Exergónico. El que libera energía hacia el medio externo, como la respiración celular aerobia.

El anabolismo se encarga de la síntesis o bioformación de las moléculas orgánicas complejas, conocidas como biomoléculas, a partir de otras más sencillas o de los nutrientes, con requerimiento de energía, es decir, reacciones endergónicas. Las reacciones anabólicas transforman la materia para la construcción de elementos celulares o para la sustitución de los mismos, cuando se han dañado o envejecieron.

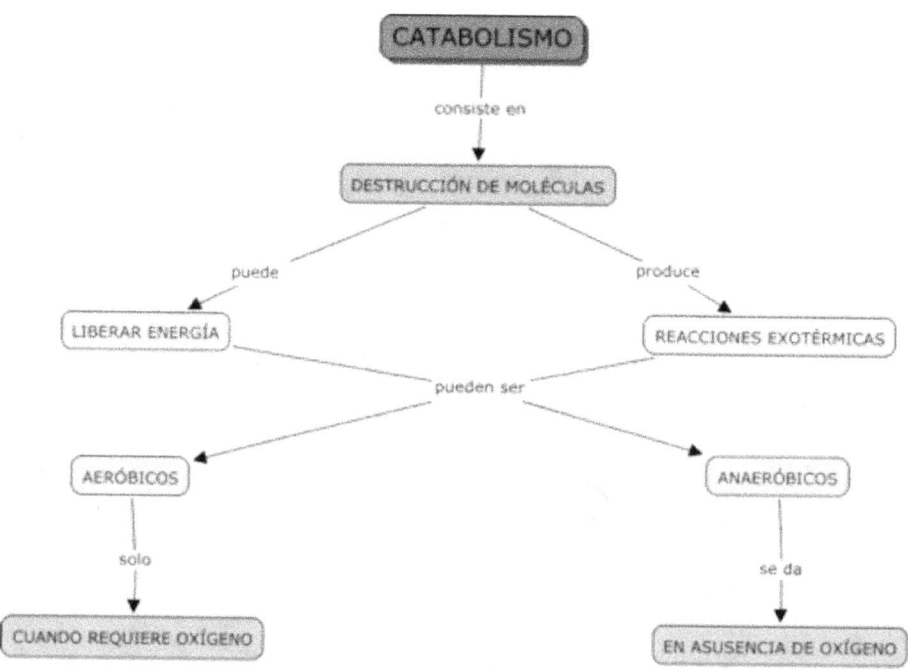

El anabolismo es el responsable de la formación de los componentes celulares y tejidos corporales y, como consecuencia, del crecimiento.

Las reacciones catabólicas liberan energía hacia el medio y generan energía química y calórica, ésta última se disipa hacia el exterior y en ocasiones, la célula retiene un porcentaje de dicha energía, para la activación de los procesos metabólicos.

Metabolismo y deporte

Las personas que practican actividad física como hábito, experimentan diversos cambios biológicos inducidos por esta práctica. Estos cambios se producen en distintos niveles funcionales del organismo humano, entre los que podemos destacar:

- » Cambios morfo-fisiológicos,
- » Cambios bioquímicos
- » Cambios psíquicos.

Dichos cambios no suceden de manera inmediata, sino que van surgiendo como un proceso adaptativo del organismo a las cargas de trabajo a la que ahora se le está sometiendo continuamente y, precisamente por eso, su capacidad de adaptación es la que permite que los atletas obtengan mejores resultados en las competencias.

La actividad física en los sistemas Circulatorio y Cardiovascular

Al realizar actividad física, el Sistema Nervioso Central envía señales desde el Encéfalo hasta el Centro Baso Motor, lo que provoca una "Descarga Simpática Masiva" por el organismo, esto quiere decir, que el mecanismo del sistema simpático, asociado con la médula suprarrenal, libera hormonas adrenalina y noradrenalina, las que producen estímulos, de forma activa, en el organismo. Por ejemplo, la aceleración de las respuestas cardiaca y respiratoria.

Esto se traduce en un trabajo en que todo el organismo se pondrá en marcha para llevar a cabo una actividad muscular fuerte, con ello, el aumento del flujo sanguíneo en los músculos activos y la disminución del mismo en los órganos no requeridos para una actividad enérgica; además del aumento de la presión arterial, la fuerza muscular, la actividad mental y el metabolismo celular.

Cambios y respuestas del sistema Cardiovascular y Circulatorio

Estos cambios son reacciones del organismo ante la actividad física, generando cambios funcionales:

» Aumento de la Frecuencia cardiaca: Es el incremento de contracciones y relajaciones en el corazón, mismas que permiten el bombeo del flujo sanguíneo hacia el cuerpo; este aumento es consecuencia de la falta de oxígeno en los músculos, generada por la actividad realizada.
» Aumento de flujo sanguíneo muscular: Para facilitar el transporte del oxígeno hacia el músculo activo.
» Aumento de la presión media sistemática de llenado, debido a la contracción de las venas y provocando un retorno venoso hacia el corazón.
» Contracción de arterias periféricas y vaso-dilatación, propiciando un aumento de flujo muscular.
» Aumento de la elasticidad sanguínea: Permitiendo una circulación más fluida.
» Aumento de fuerza de contracción, de presión arterial y de volumen cardiaco.
» Aumento del tamaño del corazón: Fortaleciendo al miocardio y permitiendo un funcionamiento fluido y con menor frecuencia, que bombeará más sangre a los tejidos.
» Aumento del número de glóbulos rojos y hemoglobina.
» Aumento del número de capilares en funcionamiento.
» Decrecimiento de grasa y sustancias lipoide en la sangre.
» Mejor perfusión sanguínea a nivel capilar.

El deporte es usado como un medio activo para mejorar, prevenir y curar de enfermedades. Debido a la producción de antioxidantes, fortalece todos los sistemas vitales del organismo, incluyendo al aparato motor.

¿En qué enfermedades se puede aplicar la cultura física terapéutica?

» Obesidad
» Hipertensión arterial
» Diabetes mellitus
» Enfermedades cardiovasculares
» Escoliosis

» Enfermedades arteriales (Arterioesclerosis obliterante, Síndrome de Raynaud y Tromboangitis obliterante.)
» Deformidades en el sistema óseo
» Hernias

Descanso

Debido a que el descanso es esencial para la vida, está estrechamente relacionado con el metabolismo. La mayor expresión del descanso es el sueño y sus funciones son el crecimiento, la reparación y regeneración de tejidos, así como la consolidación de la memoria y el aprendizaje.

El sueño y el metabolismo

Al estudiar la relación entre ambos procesos, se determinó que es complejo llegar a determinar si ciertas circunstancias metabólicas conducen al sueño, o si, por el contrario, la calidad y duración del sueño son las que impulsan al metabolismo.

Con base en diversos estudios de campo, se logró concluir que, una persona físicamente activa, posee un periodo más estable y prolongado de sueño profundo y glándula tiroides hiperactiva, por tanto, un metabolismo más rápido. Por el contrario, aquellos con una vida menos activa, y más sedentaria, tienden a tener una glándula tiroides hipoactiva y dormir menos horas de sueño profunco, por tanto, poseen un metabolismo lento.

La falta de sueño y efectos en la salud

La privación de sueño se relaciona con diversos cambios en la actividad metabólica, de las cuales se destacan las afectaciones al sistema inmunológico, disminución en el organismo de la capacidad para procesar la glucosa y alteraciones en el metabolismo de la glucosa y en el control del apetito, lo que puede traducirse en aumento de apetito, disminución de gasto energético, sobrepeso y obesidad.

La restricción de sueño, la obesidad y el riesgo de padecer diabetes, se encuentran correlacionados, según estudios epidemiológicos, en consecuencia, la falta de sueño puede desempeñar un importante papel en el aumento y prevalencia de la diabetes y la obesidad.

Efectos del sueño en el metabolismo de la glucosa

Según estudios, un periodo reducido de sueño (menos de 6.5 horas, por la noche) se asocia con una baja tolerancia a la glucosa y a la mayor concentración de cortisol en la sangre.

Definimos como "Tolerancia a la glucosa", al modo en que el organismo controla la disponibilidad de la glucosa que se encuentra en la sangre, tanto para los tejidos como para el cerebro. La baja tolerancia a la glucosa es un factor de la restricción de sueño, generando aumento en la masa corporal y riesgo para la diabetes tipo

El resultado final de la restricción de sueño es la perturbación del funcionamiento normal y adecuado del cuerpo.

Aumento del apetito

Con base en un estudio realizado a una amplia muestra en grandes poblaciones, se observó una relación directa entre la duración habitual del periodo de sueño y el aumento de masa corporal (IMC). Según dicho estudio, a menor duración del sueño, mayor el incremento en el IMC. Donde, los niveles hormonales que controlan el hambre serían bajos y altos, respectivamente, como en el caso de la Leptina (reductora del apetito) y la Grelina (estimulante del apetito).

Los efectos negativos se registraron cuando el periodo de sueño fue menor a las 8 horas, lo que sugirió que el sueño era un factor determinante en el padecimiento de la obesidad.

Un segundo estudio, realizado a una muestra específica de hombres, arrojó que una media de 4 horas de sueño, se asociaba a un deseo mayor (antojo) de alimentos calóricos con un alto contenido de carbohidratos; la muestra también manifestó sentir menos saciedad al comer y más hambre, en menor tiempo.

La explicación más simple para estas anormalidades es aquella que dice que a menor tiempo de sueño, mayor tiempo para comer y beber.

Disminución de gasto energético

Las personas con periodos más cortos de sueño o que se despiertan contantemente durante el sueño, pueden padecer falta de sueño, lo que resulta en un menor gasto de energía y menor disposición para la actividad física, aunados al incremento del apetito y sensación constante de hambre, por ello, es evidente que el sueño desempeña un papel angular en el metabolismo del individuo.

Trastornos del sueño-Apnea del sueño

La apnea del sueño es un trastorno que afecta a ¼ de la población total masculina. Se presenta como la interrupción momentánea de la respiración durante el periodo del sueño, ocasionando fatiga y disminución del gasto energético. Se ha comprobado, mediante diversos estudios, que la apnea del sueño genera la presencia de patrones anormales en el sueño, enfatizando los trastornos metabólicos asociados con la obesidad.

A su vez, la obesidad genera disminución de gasto energético e incluso, apnea del sueño.

En conclusión, La apnea de sueño, causada por obesidad, podría influir en el incremento del apetito y gasto energético, fomentando la obesidad.

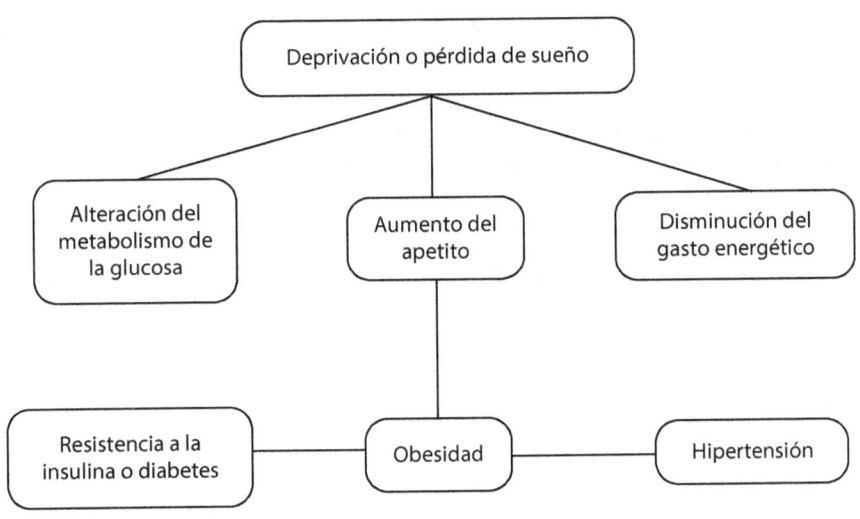

Trabajo nocturno y sus afectaciones al metabolismo

Es, sumamente, común, para un porcentaje de la población, desvelarse en incluso realizar actividades cotidianas en la noche, generando múltiples alteraciones que afectan tanto a la alimentación como a la composición química del cuerpo, algunas de estas alteraciones son:

» Alteración de ritmo cardiaco y biológico: Cada uno de nuestros organismos marca una serie de ritmos propios, afectados y determinados por los cambios de luz y temperatura. La perturbación de estor ritmos suele afectar los hábitos alimenticios.

» Problemas digestivos: Éste problema se presenta con frecuencia, debido a la alteración de los ciclos naturales del cuerpo, y la desorganización en el consumo de alimentos y sustancias estimulantes como la cafeína, aunados al estrés, sufrido por el cambio de horario y falta de orden y calidad nutricional.

» Enaltecimiento del funcionamiento del cuerpo: Debido a que en determinadas horas, como la madrugada, la producción hormonal, gástrica, urinaria y cardiaca bajan, debido a que el cuerpo está preparado y predispuesto, biológicamente, para descansar en horas de oscuridad, y es entonces que el cuerpo se ve forzado a realizar un esfuerzo adicional en lo que destinó como espacio con disposición mínima para el trabajo.

» Aumento de peso y obesidad: En periodos nocturnos, aumenta el consumo de alimentos con baja densidad nutricional, debido al desgaste físico que el cuerpo sufre y, por el cual, requiere de una dosis extra de energía. Esta actividad lleva a un incremento de grasa corporal que no puede ser eliminada con tanta facilidad, derivando en problemas de obesidad.

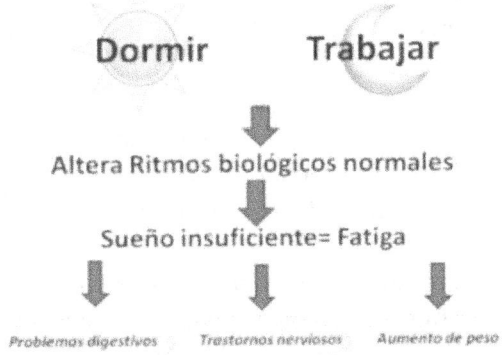

Medidas para acelerar el metabolismo, de acuerdo con el descanso

Como hemos visto, la falta de sueño de calidad, impacta directamente en los impulsores fisiológicos del equilibrio energético, generando un efecto negativo en la capacidad del organismo para administrar la glucosa, manifestándose en forma de enfermedades.

Un buen descanso nos facilitará la quema de calorías, resultado del descaso en sí mismo. Estudios demuestran que dormir las horas necesarias generará un aumento en la actividad metabólica, disminuyendo el hambre y el tiempo para consumir alimentos y bebidas, aunado a una serie de actividades en favor de la salud, como una alimentación sana, una hidratación adecuada y actividades físicas y recreativas.

Alimentación

Como sabemos, el crecimiento es una de las consecuencias del metabolismo y su ritmo dependerá de la edad del individuo en cuestión, así como de las características propias de sí. Por tanto, al estar estrechamente relacionados, la alimentación juega un papel fundamental en este proceso.

Es imperativo brindar una adecuada alimentación, de acuerdo con cada etapa precisa de desarrollo de dicho individuo, puesto que no sólo permite el desarrollo y crecimiento físicos adecuados, sino que se refleja directamente en el desempeño psíquico y en funciones tan básicas y vitales como la respiración.

El primer punto importante es la energía:

Pues bien, cada función física y psíquica se traduce en un gasto de energía, misma que no sería posible sin la adecuada alimentación. La energía es el combustible que nuestro cuerpo requiere para mantener una temperatura corporal constante que servirá para que el metabolismo se realice de manera correcta, pues, como ya sabemos, para crear ese calor o temperatura corporal, el cuerpo procesa los componentes químicos contenidos en los alimentos que se ingieren y almacenan en el cuerpo.

El segundo punto que deberemos tomar en cuenta son los nutrientes:

Conocemos como nutriente a toda sustancia natural encontrada en los alimentos, misma que, una vez tomada y transformada por medio del metabolismo, pasará a formar parte del organismo.

Pese a que los alimentos contienen un sinnúmero de nutrientes, sólo tres de ellos son los que nos dotarán de energía: hidratos de carbono, grasas y proteínas, a los que se les denomina macronutrientes. El resto de nutrientes como minerales y vitaminas, colaboran con las funciones vitales.

Los hidratos de carbono son compuestos orgánicos formados por carbono, hidrógeno y oxígeno, su principal función es suministrar entre un 50 y 60% de la energía total aporte de energía total de la alimentación.

Los hidratos de carbono se clasifican del siguiente modo:

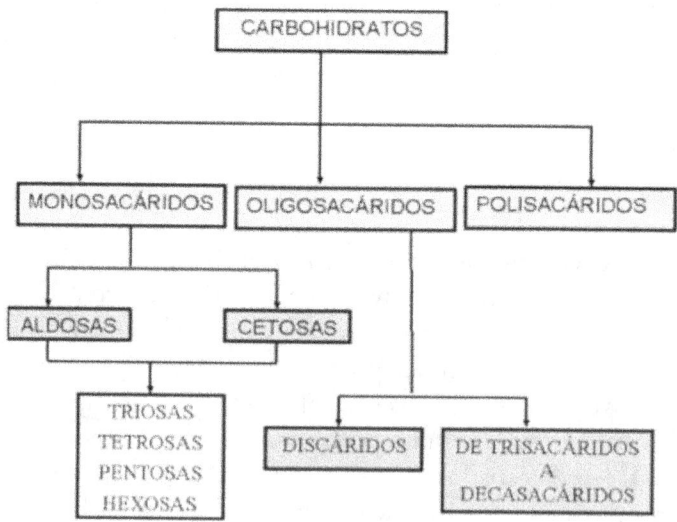

Debido al proceso digestivo, todos los hidratos de carbono se convierten en glucosa, misma que, en el proceso, pasa a la sangre. Esta glucosa proporcionará el calor y energía que el organismo requiere. Por el contrario y de una forma negativa para el organismo, cuando la cantidad de hidratos de carbono es grande, la glucosa se aloja en depósitos de glucógeno en el hígado, y si estos depósitos están saturados, la glucosa se transforma en grasa que se instala en el cuerpo, originando obesidad.

Alimentos que contienen hidratos de carbono:

» Cereales: Arroz, trigo, maíz, cebada, centeno, mijo.
» Frutas: Plátano, uva, ciruela, melón, dátil, higo.
» Verduras: Zanahoria, frijol, papas, etcétera.
» Leche, miel y huevo.

Las grasas y lípidos, contienen un alto valor energético, son la principal forma de reserva calórica de los animales.

Pese a que los ácidos grasos necesarios para el metabolismo y crecimiento, son los que se requieren en la alimentación debido a que no pueden ser sintetizados por el organismo. Forman parte de los lípidos que integran la estructura de todas las membranas celulares, actuando como vehículo de las vitaminas liposolubes, proporcionando sensación de saciedad.

Podemos encontrar grasas en los siguientes alimentos: mantequilla, margarina, aceites, leche, carnes, nueces, aguacate, quesos y algunos peces como sardina y atún.

Las proteínas son componentes esenciales en la dieta cotidiana, pues el organismo los requiere para su crecimiento y regeneración de tejidos. Tienen diferentes funciones:

» Genética: Inducen los caracteres hereditarios.
» Defensiva inmunitaria: Inmonuglobulinas.
» Biorreguladora: Hormonal.
» Plástica: Al formar parte de las células.

Las proteínas se componen de aminoácidos. Existen 20 aminoácidos diferentes, de los que sólo ocho son esenciales, y deben ser integrados en la dieta cotidiana, debido a que el organismo no posee la capacidad de sintetizarlos.

En los alimentos, encontramos los distintos tipos de proteínas en:

» Proteínas de origen animal: Carnes, mariscos, huevo, leche y sus derivados, pescados.
» Proteínas de origen vegetal: Legumbres, cereales y frutos secos.

El tercer punto es la alimentación saludable:

La alimentación saludable permite que el niño, niña o adolescente crezca y se desarrolle de manera óptima y mantenga una situación saludable, estable. Para ello, es indispensable mantener equilibrio entre los macronutrientes y aportar porciones adecuadas.

Para lograr el equilibrio nutritivo es necesario:

» Conocer las necesidades de energía correspondientes a cada edad y situación particular.
» Cubrir la cantidad óptima de ingesta de proteínas.
» Asegurar el aporte de agua, vitaminas, minerales, oligoelementos y fibra; recomendados para cada edad y situación particular.
» Utilizar los aportes necesarios de hidratos de carbono y grasas.
» Porcentajes adecuados de aporte:
» Hidratos de carbono- 55% de las calorías ingeridas.
» Grasas- 30% de las calorías ingeridas.
» Proteínas- 15% de las calorías ingeridas.

Guías alimentarias

Las guías alimentarias son aquello que conocemos como "Plato del buen comer" o la "Pirámide alimenticia".

El propósito fundamental de esta norma es establecer criterios generales para la orientación alimentaria dirigida. La finalidad de integrar una alimentación correcta por medio de esta práctica, con respaldo científico, es brindar opciones prácticas a la población que promuevan la nutrición y prevengan problemas de salud relacionados con la alimentación, además de adecuarse a sus necesidades y posibilidades geográficas, sociales y económicas.

Características de una dieta correcta:

» Equilibrada: Los nutrimentos deben guardar proporciones adecuadas entre sí.

» Completa: Debe contener todos los nutrimentos, por ellos, es recomendable incluir alimentos de cada uno de los tres grupos, en cada comida.

» Inocua: El consumo cotidiano no debe implicar riesgos para la salud y debe de ser consumida con moderación.

» Variada: Debe incluir diferentes alimentos de cada grupo, en cada una de las comidas, de acuerdo con las posibilidades económicas y geográficas.

» Suficiente: Debe cubrir las necesidades de todos los nutrimentos.

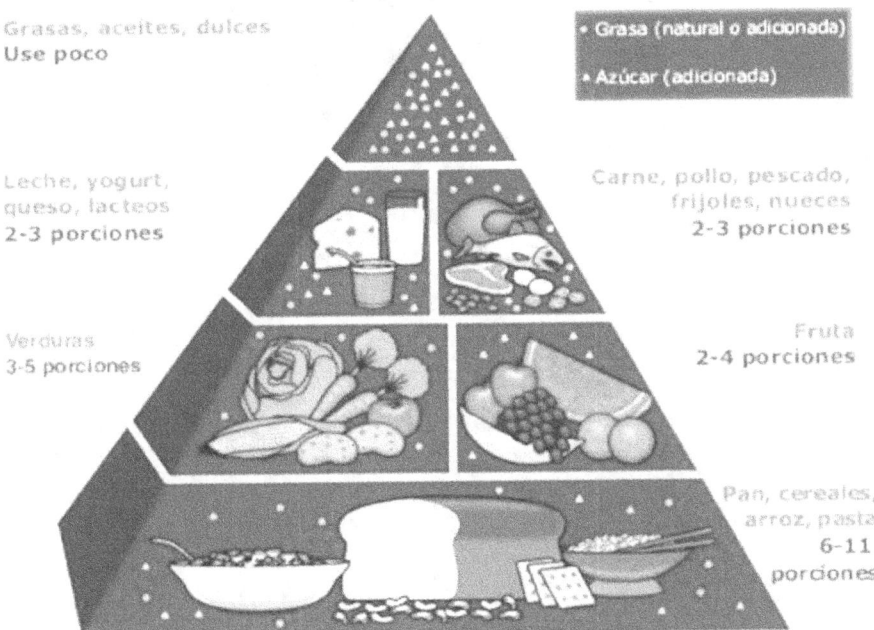

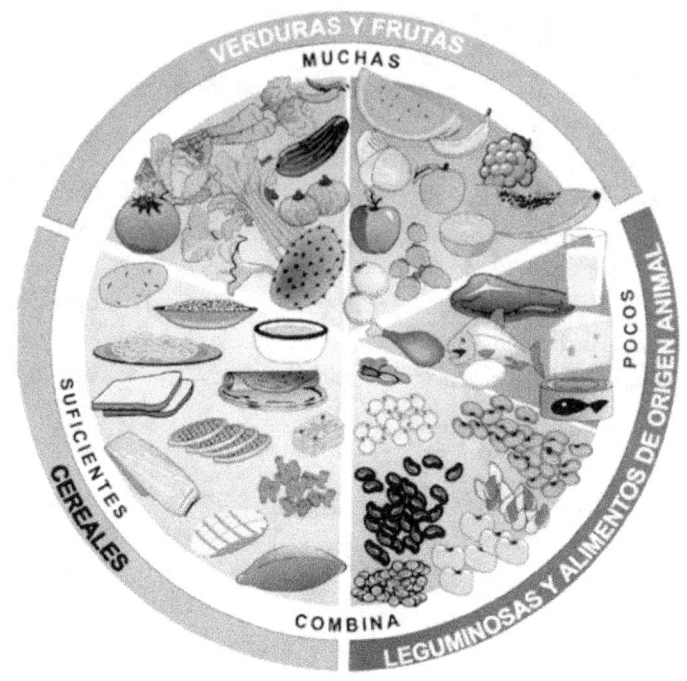

Cómo funcionan los alimentos en tu cuerpo

Es muy común que comparemos el funcionamiento de nuestro cuerpo con el de las máquinas. Bien podría ser al revés, y es que podríamos pensar que las máquinas están hechas a imagen del cuerpo humano. Sea cual sea nuestro concepto al respecto, una cosa es cierta, tanto el cuerpo humano como las máquinas requieren de energía para funcionar.

Entre las máquinas y los vehículos, hay algunos que pueden funcionar con agua, otros con leña o carbón, otros con gasolina o electricidad. Para que esto suceda, estas máquinas cuentan con un dispositivo creado especialmente para ello, ya sea que cuenten con una caldera o con un sistema capaz de aprovechar la presión del vapor de agua para producir trabajo mecánico, dependiendo del tipo de combustible. Una máquina de vapor no funciona inyectándole gasolina en los pistones, ni un motor de gasolina puede funcionar con carbón. Esto se debe a que las máquinas se han construido de manera que no es posible utilizar cualquier combustible en las diferentes máquinas.

Algo semejante sucede con las células, y en general con todas las formas de vida. A pesar de que prácticamente toda la energía que da origen a la vida en la tierra proviene del sol, es muy claro que ningún ser vivo puede realizar directamente sus funciones con la energía solar. Para esto se realizan una serie de transformaciones y es necesaria la ingesta de determinados nutrientes.

El nutriente o nutrimento es un producto químico que proviene del exterior de las células, es fundamental para que el organismo funcione correctamente. Los nutrientes son tomados por las células y transformados mediante el proceso metabólico para la obtención de energía o de moléculas.

En los alimentos se encuentran los nutrimentos, que dan energía y nos proporcionan los materiales necesarios para que el cuerpo realice sus actividades. En otras palabras, los alimentos son el carburante del cuerpo.

Ahora bien, ¿es lo mismo la alimentación que la nutrición? Sabemos que los alimentos son indispensables para la vida y suministran al organismo la energía y los nutrientes necesarios para la formación, crecimiento y reconstrucción constante de los tejidos que forman el cuerpo humano. En consecuencia, alimento y nutriente, y alimentación y nutrición, son conceptos diferentes.

Podemos considerar que la alimentación es un proceso voluntario, y que a través de él las personas se proporcionan sustancias aptas para el consumo, las modifica partiéndolas, cocinándolas, introduciéndolas en la boca, masticándolas y deglutiéndolas. A partir de este punto se acaba la alimentación y empieza la nutrición. Este es un proceso inconsciente e involuntario en el que se recibe, transforma y utiliza las sustancias nutritivas que contienen los alimentos.

Entonces, no son sinónimos. No es igual ingerir alimentos para satisfacer el apetito que suministrar al organismo sustancias que lo ayuden a mantener la salud y a ejecutar las tareas básicas y cotidianas.

Podemos decir que la nutrición es consecuencia de la alimentación. En este punto es importante destacar que, para considerar que es buena y saludable, la alimentación debe ser:

» Suficiente para cubrir las exigencias y mantener el equilibrio del organismo.
» Completa y variada en su composición, con inclusión diaria de todos los nutrientes, en ciertas cantidades y proporciones, según la edad y circunstancias de vida.
» Adecuada a las diferentes finalidades en el organismo, según el caso: conservar la salud, cooperar en curar las enfermedades, asegurar el crecimiento y desarrollo de los niños.
» Adaptada a las necesidades y gasto energético de cada individuo.

Existen muchas formas de alimentarse pero solo existe una forma para nutrirse. El número de comidas que se pueden realizar con los alimentos es muy variado pero éstos quedan reducidos en el aparato digestivo a unas cuantas sustancias nutritivas.

Por eso, para mantener nuestra salud, debemos conocer las necesidades de nuestro organismo y también la composición de los alimentos, esto es, sus nutrientes. Así podremos determinar si nuestra forma habitual de alimentarnos es la correcta y si no lo es, modificar nuestra dieta.

Una buena nutrición es consecuencia de una alimentación saludable.

Para calcular las cantidades adecuadas se recurre a una unidad, la caloría,
que es la cantidad de calor necesaria para elevar un grado la temperatura
de un gramo de agua, aunque en la práctica se utilice la kilocaloría (también
se escribe con mayúscula: Caloría), mil veces mayor y más manejable.

El término nutrir deriva del latín *nutrīre*, y de acuerdo con la RAE, significa: aumentar la sustancia del cuerpo animal o vegetal por medio del alimento, reparando las partes que se van perdiendo en virtud de las acciones catabólicas.

De él derivan las palabras nutrición, nutritivo y nodriza.

Pero, ¿qué son los nutrimentos?

No todos los seres vivos requieren los mismos nutrientes. Para las plantas, los nutrimentos básicos son el oxígeno, el agua y los minerales que, a través de la fotosíntesis, se incorporan la materia viva, constituyendo así la base de la cadena alimentaria cuando estos vegetales son el alimento a los animales.

Los nutrimentos que consumimos los seres humanos se agrupan en seis clases: carbohidratos, grasas, proteínas, vitaminas, minerales y agua. Todos ellos son indispensables para conservar la salud y se les encuentra en diferentes proporciones en los alimentos. Veamos cómo se compone el cuerpo humano:

COMPOSICIÓN QUÍMICA DEL ORGANISMO HUMANO

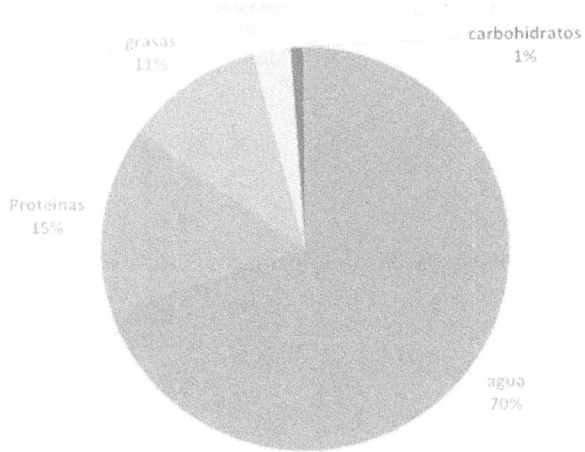

Con información de http://laguna.fmedic.unam.mx/~3dmolvis/index.html

Bueno, ¿y todos estos nutrimentos sirven para lo mismo? ¿Cuál es su función en el proceso metabólico? ¿Cómo ingresan a nuestro cuerpo? Veamos cómo funciona cada uno de los nutrientes que necesitamos.

Azúcares

Estos nutrientes son un tipo de carbohidrato. Coloquialmente, conocemos como azúcar a la sacarosa; también la llamamos azúcar común o azúcar de mesa. La sacarosa es un disacárido, o azúcar simple, formado por una molécula de glucosa y una de fructosa, que se obtiene principalmente de la caña de azúcar o de la remolacha azucarera.

A veces se usa incorrectamente este término para referirse a todos los carbohidratos.

Es importante apuntar que los azúcares son los compuestos orgánicos más abundantes en la naturaleza. De hecho, las plantas verdes y las algunas bacterias los producen por medio de la fotosíntesis; durante este proceso absorben el dióxido de carbono del aire y, por acción de la energía solar, producen glucosa y otros compuestos químicos necesarios para que los organismos sobrevivan y crezcan.

Estos nutrientes son un tipo biomoléculas que generalmente tienen sabor dulce.

Los azúcares están compuestos solamente por carbono, oxígeno e hidrógeno. Se clasifican según el número de unidades de los que están formados.

A partir de esta clasificación, tenemos monosacáridos, disacáridos y oligosacáridos.

Los monosacáridos

Son también llamados azúcares simples, están formados solo por una unidad. Son los siguientes:

- » Glucosa
- » Fructosa
- » Galactosa
- » Ribosa
- » Manosa

La glucosa es una forma de azúcar que se encuentra libre en las frutas y en la miel. Su rendimiento energético es de 3.75 kilocalorías por cada gramo en condiciones estándar. La glucosa se absorbe directamente al torrente sanguíneo durante la digestión. Las células la utilizan como fuente primaria de energía y es un intermediario metabólico.

Entre otros alimentos que contienen glucosa se encuentran la zanahoria, miel, copos de maíz, arroz, pan blanco, sémola de trigo, chocolate, remolacha, pasteles, tortilla, arroz integral, espaguetis, entre otras.

Cuando los niveles de glucosa son muy altos, el cuerpo la convierte este componente en grasa y la tiende a almacenar. Lo ideal es consumir estos alimentos en cantidades controladas y si se es diabético o se sufre de hiperglucemia lo mejor es consultar con un médico.

La fructosa, o levulosa, es una forma de azúcar encontrada en los vegetales, las frutas y la miel. Su poder energético es de 4 kilocalorías por cada gramo. La fructosa es metabolizada por el hígado en forma de glucógeno y guardada como reserva para situaciones de esfuerzo.

Los alimentos ricos en fructosa son: plátano, zarzamora, cereza, higo, kiwi, mandarina, mando, toronja, piña y frambuesas. Los que tiene un alto contenido son las moras, el lichi, el concentrado de tomate, las frutas secas, las uvas, la granada, la ciruela, la manzana, la pera y el membrillo.

La galactosa es convertida en glucosa en el hígado como aporte energético. Es sintetizada por las glándulas mamarias para producir lactosa, que es un disacárido formado por la unión de glucosa y galactosa, por tanto el mayor aporte de galactosa en la nutrición proviene de la ingesta de lactosa de la leche.

La galactosa que se encuentra principalmente en los lácteos, en menor medida en legumbres como las habas y los guisantes. Se utiliza para la elaboración de helados, caramelos, medicamentos, galletas y productos de confitería.

La ribosa es uno de los principales componentes del ARN en su forma cíclica, y de otros nucleótidos no nucleicos como el ATP.

Se encuentra en los alimentos, principalmente por medio de la riboflamina.

La manosa es un azúcar simple o monosacárido que forma parte de algunos polisacáridos de las plantas (como el manano, el glucomanano, etc.), y en algunas glucoproteínas animales.

Los disacáridos

Estos azúcares están formados por dos monosacáridos, iguales o diferentes, también se llaman azúcares dobles. En la naturaleza están presentes los siguientes:

- » Maltosa
- » Lactosa
- » Sacarosa
- » Isomaltosa

La maltosa, también es conocida como azúcar de malta, ya que aparece en los granos de cebada germinada. No se encuentra comúnmente en los alimentos. Sin embargo, puede obtenerse por medio del almidón. Se le puede encontrar en granos en germinación, como la cebada, por lo que se encuentra en la cerveza, y en pequeña proporción en el jarabe de maíz.

La lactosa resulta de la combinación de unidades de glucosa y galactosa. Es el principal carbohidrato que se encuentra en la leche.

Como ya habíamos visto, la sacarosa es el azúcar común, y es el edulcorante más utilizado para endulzar los alimentos.

En la naturaleza se encuentra en un 20% del peso de la caña de azúcar y en 15 % del peso de la remolacha azucarera, de la que se obtiene el azúcar de mesa. La miel también es un fluido que contiene gran cantidad de sacarosa parcialmente hidrolizada.

La isomaltosa, al igual que la maltosa, aparece en los granos de cebada germinada.

Oligosacáridos

Son componentes constituidos por unidades de bajo peso molecular (dos a veinte moléculas de azúcares) que son rápidamente solubles en agua y de bajo poder endulzante. Son resistentes a la acidez del intestino y a las enzimas del intestino delgado. Llegan al intestino grueso sin ser modificadas, luego son fermentadas por las bacterias presentes en el colon.

Dentro de los oligosacáridos tenemos la "Rafinosa" que se encuentra en la remolacha (formado por galactosa+fructosa+glucosa), "Estraquiosa" presente en legumbres y la calabaza (formado por galactosa+galactosa+glucosa+fructosa). Los

Oligosacáridos se encuentran en forma importante en la leche materna, favoreciendo el desarrollo de una flora intestinal especial, bífido bacterias, que protegen al intestino de gérmenes dañinos.

Algunos oligosacáridos son agregados a alimentos con el objeto de favorecer el desarrollo de una flora bacteriana saludable, de esta manera, cumplen con una función denominada "prebiótica".

De los glúcidos más sencillos, los monosacáridos, el más importante es la glucosa. Dos monosacáridos unidos producen un "disacárido", cuyo ejemplo más importante encontramos en la sacarosa, la lactosa y la maltosa. Los polisacáridos son enormes moléculas formadas por uno o varios tipos de unidades de monosacáridos.

Otras clasificaciones

Algunos científicos dividen los tipos de azúcares en 'intrínsecos' y 'extrínsecos'. Los azúcares intrínsecos son los que están presentes de forma natural en la estructura de las células de los alimentos, estos azúcares se encuentran principalmente en frutas y verduras. Los azúcares extrínsecos son los que encuentran de forma libre en los alimentos o han sido añadidos a estos. Se dividen en azúcares lácteos (lactosa) y azúcares no lácteos, como la miel y otros azúcares añadidos.

La Organización Mundial de la Salud recomienda que el consumo de azúcares libres (como también se le conoce a los extrínsecos) en adultos y niños no sobrepase el 10% de la ingesta calórica total diaria. Además, sugiere una reducción de la ingesta a menos del 5% (equivalente a unos 25 gramos o seis cucharaditas), porque ofrece beneficios adicionales para la salud.

Por azúcares libres, los especialistas se refieren a los monosacáridos (como la glucosa y la fructosa) y a los disacáridos (sacarosa o azúcar de mesa) que son añadidos a los alimentos por los fabricantes, los cocineros o los consumidores, así como los azúcares presentes de forma natural en la miel, los jarabes, los jugos de fruta y los concentrados de jugo de fruta.

¿Es malo el consumo de azúcar?

La principal función del azúcar en la alimentación, junto con todos los demás carbohidratos, es brindar a nuestro cuerpo la energía que necesita, para que el cerebro y todos nuestros músculos funcionen correctamente. Solamente el cerebro es responsable del 20% del consumo de la energía que aporta la glucosa. Pero además, muchas otras funciones del organismo requieren del azúcar: absolutamente todas las células del cuerpo humano son capaces de oxidar glucosa, es decir, de realizar el procedimiento químico por el cual transforman la glucosa en energía.

El azúcar es un alimento sano de origen natural, que en diferentes partes del mundo y desde hace siglos forma parte de la dieta de los seres humanos. Su principal característica nutricional es, al mismo tiempo, su mayor virtud: es una imprescindible fuente de energía.

Todos y cada uno de los músculos del cuerpo necesitan de la energía que brinda el azúcar para funcionar correctamente. Es por esto que, tanto los adultos como los más pequeños necesitan incorporar azúcar en sus comidas, para poder llevar una vida saludable y activa.

Por su sabor y a su capacidad para endulzar, se usa para realzar el sabor de muchos alimentos. Es un ingrediente muy usado para diferentes tipos de preparaciones y también actúa como conservador natural.

Metabólicamente hablando, esta energía es de fácil y rápida asimilación, por eso el organismo la emplea inmediatamente y no se almacena de forma tan eficaz, como ocurre con las grasas.

Como hemos visto, la recomendación principal que realizan los especialistas es cuidar el tipo de azúcar que se ingiere, y sobre todo, lo que aplica a todas lo que comemos y hacemos, es poner mucha atención a las cantidades.

En la tabla siguiente, podemos ver el contenido de azúcar de algunos alimentos preparados:

Alimento	Cantidad	Cucharadas de azúcar
Refrescos y bebidas energéticas	355 ml	8
Frutas en almíbar	100 g	6.3
Flanes y natillas	100 g	6
Galletas	100 g	5
Yogurt de sabores	125 g	4
Barra de chocolate con leche	25 g	3

Alimento	Cantidad	Cucharadas de azúcar
Chocolate en polvo	15 g	3
Cereal en caja	30 g	2.3
Mermeladas	20 g	2.2
Aderezos	20 g	2

Con información de http://www.caracteres.mx/conoce-los-10-alimentos-procesados-con-mas-azucar/

Hay que recordar que desde mediados de la década de los 90, con la aparición y mayor comercialización de los endulzantes artificiales, se ha puesto en riesgo la salud de los consumidores, sustituyendo elementos esenciales del azúcar; a pesar del aumento del uso de estos endulzantes, los índices de obesidad en la población no han disminuido.

Los principales puntos a recordar y comprender, respecto a los azúcares y su consumo, son:

» Son importantes metabólicamente.
» Son la mayor fuente de energía almacenada de los seres vivos.
» Contienen grandes cantidades de energía. Por ejemplo, la glucosa completamente metabolizada libera 686 kcal/mol.

Carbohidratos

Como vimos anteriormente, los carbohidratos o hidratos de carbono son uno de los tres tipos de nutrientes presentes en nuestra alimentación, los otros dos son las grasas y las proteínas.

Las diversas funciones que tienen los carbohidratos en el cuerpo son de suma importancia para gozar de una buena salud.

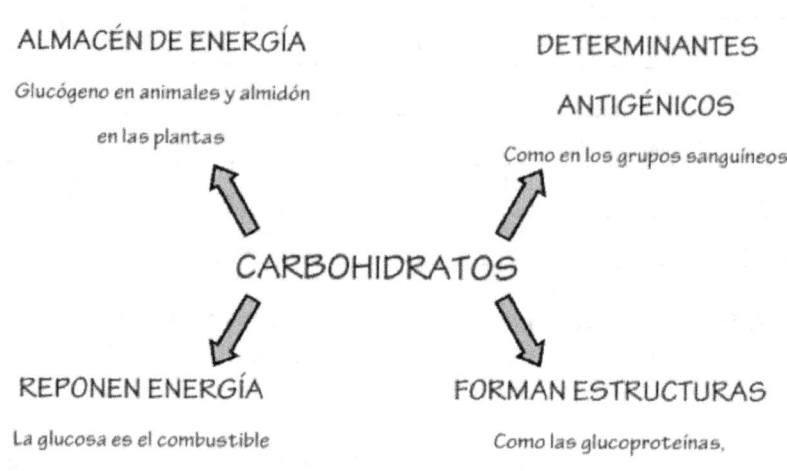

ALMACÉN DE ENERGÍA

Glucógeno en animales y almidón

en las plantas

DETERMINANTES

ANTIGÉNICOS

Como en los grupos sanguíneos

CARBOHIDRATOS

REPONEN ENERGÍA

La glucosa es el combustible

metabólico más importante

FORMAN ESTRUCTURAS

Como las glucoproteínas,

proteoglucanos y glucolípidos

Los carbohidratos son moléculas formadas por carbono, hidrógeno y oxígeno (C, H, O) e incluyen algunas de las moléculas más relevantes en la vida de los organismos, como son la glucosa, que es universalmente utilizada por las células para la obtención de energía metabólica, el glucógeno contenido en el hígado y el músculo, que forma la reserva de energía más fácilmente asequible para las células del organismo y la ribosa y desoxirribosa que forman parte de la estructura química de los ácidos nucleicos. Por otra parte los carbohidratos son moléculas importantes en la biósfera, en donde la celulosa, que forma la porción principal de la estructura de las plantas, es la molécula orgánica más abundante del planeta y la encontramos en nuestra vida diaria bajo la forma de madera o las fibras de algodón, acetato y rayón de nuestras ropas.

Todos los carbohidratos están formados por unidades estructurales de azúcares, que se pueden clasificar según el número de unidades de azúcar que se combinen en una molécula. Ya hemos visto lo que son la glucosa, la fructosa y la galactosa, como ejemplos destacados de los azúcares constituidos por una sola unidad de azúcar); y que a este tipo de azúcares se conocen también como monosacáridos. También vimos que a los azúcares constituidos por dos unidades se le denomina disacáridos.

Para ahondar más en el tema y comprender a cabalidad su composición, veamos la tabla siguiente, que nos muestra los principales tipos de carbohidratos alimenticios:

Clasificación de los carbohidratos alimenticios y ejemplos correspondientes:

Clase	Ejemplos
Monosacáridos	Glucosa, fructosa,galactosa
Disacáridos	Sacarosa, lactosa, maltosa
Polioles	Isomatol, maltitol, sorbtol, xiliol, eritritol
Oligosacáridos	Fructoologosacáridos, maltooligodacáridos
Plosacáridos tipo almidón	Amilosa, amilopectina, maltodextrinas
Polisacáridos no semejantes al almidón (fibra alimenticia)	Celulosa, pectinas, hemicelulosas, gomas, inulina

Con información de http://www.eufic.org/article/es/expid/basics-carbohidratos/

La función principal de los carbohidratos es proporcionar energía, Sin embargo, también desempeñan una función importante para la estructura y el funcionamiento de las células, los tejidos y los órganos; además, sirven para formar las estructuras carbohidratadas de la superficie de las células.

Su clasificación es la siguiente:

Carbohidratos complejos

Se les llama complejos, porque sus moléculas están construidas de forma elaborada y al cuerpo le toma más tiempo descomponerlas, pero una vez que la glucosa llega a la sangre, la energía que te suministra dura más y brindan también una sensación de saciedad.

A este tipo de carbohidratos también se lo conoce como polisacáridos. Se dividen de la siguiente manera:

Fibras

La fibra alimentaria es la parte de las plantas comestibles que resiste la digestión y absorción en el intestino delgado humano y que experimenta una fermentación parcial o total en el intestino grueso. Esta parte vegetal está formada por un conjunto de compuestos químicos como los polisacáridos, oligosacáridos, lignina y sustancias análogas. Desde el punto de vista nutricional, la fibra alimentaria no es un nutriente, ya que no participa directamente en procesos metabólicos básicos del organismo. No obstante, la fibra alimentaria desempeña funciones fisiológicas sumamente importantes como estimular la peristalsis intestinal. El organismo humano no puede procesarla porque el aparato digestivo no dispone de las enzimas que pueden hidrolizarla. Esto no significa que la fibra alimentaria pase intacta a través del aparato digestivo: aunque el intestino no dispone de enzimas para digerirla, las enzimas de la flora bacteriana fermentan parcialmente la fibra y la descomponen en diversos compuestos químicos como gases (hidrógeno, dióxido de carbono y metano) y ácidos grasos de cadena corta (acetato, propionato y butirato). La fibra dietética se encuentra únicamente en alimentos de origen vegetal poco procesados tecnológicamente, como los cereales, frutas, verduras y legumbres.

La fibra, cuyo compuesto puede disolverse en agua, se conoce con el nombre de pectina y es la que asiste en la regulación de la absorción de carbohidratos simples, y simplifica su transmisión hacia la sangre. La pectina se encuentra en la avena, manzanas y peras. La celulosa es aquella clase de fibra que el cuerpo no logra digerir, y ayuda a mantener sano al intestino, así como a que el grosor de las deposiciones aumente. La celulosa se encuentra en los vegetales, ya que compone una parte de la pared celular de las plantas.

La fibra insoluble se encuentra en alimentos como el salvado de trigo, las verduras y los granos integrales. Este tipo de fibra le aporta volumen a las heces y parece ayudar a que los alimentos pasen más rápidamente a través del estómago y los intestinos.

Almidones

El almidón, también conocido como fécula, es el principal polisacárido de reserva de la mayoría de los vegetales, y la fuente de calorías más importante consumida por el ser humano.

Es un constituyente imprescindible en los alimentos en los que está presente, desde el punto de vista nutricional. Gran parte de las propiedades de la harina y de los productos de panadería y repostería pueden explicarse conociendo las características del almidón.

Los alimentos como el maíz, trigo, banana, avena, arroz, guisantes, alubias y papas entre otros. Para que la fécula pueda ser absorbida por el cuerpo, los alimentos deben estar sumamente cocidos. Parte de la fécula no es digerida sino que, una vez que se encuentra en el intestino grueso, es consumida por distintas bacterias.

Alimentos con carbohidratos complejos

Los carbohidratos complejos se encentran en granos y los productos elaborados a partir de ellos, como el pan y los cereales, al igual que los tubérculos como la papa y leguminosas como el frijol.

En una dieta balanceada la mayor parte de las calorías deben provenir de los carbohidratos y, particularmente, de los complejos.

Cuando consumimos carbohidratos en exceso, especialmente azúcar o glucosa, el cuerpo los convierte en grasa, haciéndonos aumentar de peso y/o elevar la concentración de triglicéridos de la sangre.

Los carbohidratos en el cuerpo

Los almidones y los azúcares son las principales fuentes de energía.

En el intestino delgado, los monosacáridos son absorbidos y de allí pasan al torrente sanguíneo, desde donde son transportados hasta los lugares en los que son utilizados. Los disacáridos son descompuestos en azúcares simples por las enzimas digestivas. El cuerpo también necesita la ayuda de las enzimas digestivas para romper las largas cadenas de almidones y descomponerlas en los azúcares por los que están formadas, que pasan posteriormente a la sangre.

El cuerpo humano utiliza los carbohidratos en forma de glucosa. La glucosa también se puede transformar en glucógeno, un polisacárido similar al almidón, que es almacenado en el hígado y en los músculos como fuente de energía de la que el cuerpo puede disponer fácilmente. El cerebro y los eritrocitos necesitan la glucosa, ya que no pueden emplear otra cosa como fuente de energía: ni grasas, ni proteínas, ni ninguna otra forma de energía. Por este motivo se debe mantener constantemente el nivel de glucosa en sangre en un nivel óptimo. Para cubrir las necesidades energéticas del cerebro se necesitan aproximadamente 130 g de glucosa al día. La glucosa puede proceder directamente de los carbohidratos ingeridos con la dieta, de los depósitos de glucógeno o de la conversión de determinados aminoácidos derivados de la degradación de las proteínas. Varias hormonas, entre ellas la insulina, trabajan rápidamente para regular el flujo de glucosa que entra y sale de la sangre y mantenerla a un nivel estable.

Cuando la alimentación diaria tiene un bajo contenido de carbohidratos, el organismo utiliza las grasas y las proteínas para satisfacer sus necesidades energéticas. Las proteínas, en consecuencia, no cumplirán su función primordial de formar tejidos. Por ejemplo, si se trata de una persona en crecimiento, dejará de crecer o crecerá a un ritmo más lento de lo normal. En una persona adulta, las proteínas no cumplirán su función de regeneración y de mantenimiento, y el organismo sufrirá trastornos. Los carbohidratos por lo tanto, cumplen una función de ahorro de las proteínas.

Cuando la cantidad de carbohidratos, proteínas y grasas no es suficiente para satisfacer las necesidades energéticas del cuerpo, este empleará mecanismos de sobrevivencia como la disminución de su actividad y el deterioro de sus propios tejidos, por lo que se tendrá, como consecuencia, una baja capacidad para el trabajo físico y un desgaste progresivo del organismo.

Por otra parte, una alimentación pobre en fibra o carente de ella ocasionará problemas de estreñimiento, irregularidad en la consistencia de las heces y una mayor incidencia de problemas de colon como las hemorroides.

Un gran número de personas consume en exceso alimentos ricos en carbohidratos. Esta situación se agrava porque, en su mayoría, son azúcares y carbohidratos refinados, como dulces, golosinas, harinas blancas, pastas, arroz y otros, que pierden las sustancias nutritivas en el proceso de refinamiento.

El índice de glucosa en el cuerpo

Cuando se toma un alimento con carbohidratos primero ocurre un aumento y después un descenso del nivel de glucosa en sangre. A esto se le conoce como respuesta glucémica. Dicho índice es un reflejo de la velocidad de la digestión y absorción de la glucosa, así como de los efectos de la acción de la insulina, que normaliza el nivel de glucosa en sangre (al que se le denomina "glucemia").

Hay varios factores que influyen en la intensidad y la duración de la respuesta glucémica:

El alimento:

» El tipo de azúcares por el que esté formado el carbohidrato; por ejemplo, la fructosa, la sacarosa y los polioles inducen una respuesta glucémica inferior a la inducida por la glucosa y la maltosa.
» La naturaleza y la forma del almidón, pues algunos son más fáciles de digerir que otros.
» Los métodos utilizados para procesar y cocinar el alimento.
» Otros nutrientes presentes en el alimento (o comida), como la grasa (es el más importante en este contexto), la proteína y la fibra.
» El grado de masticación, que es la descomposición mecánica de los alimentos.
» La velocidad en que se vacía el estómago y el tiempo en que el alimento transita por el intestino delgado.
» Su metabolismo.
» La hora del día en la que ingiere el carbohidrato.

Para alcanzar la meta nutricional en relación con el consumo de carbohidratos y fibra, es necesario realizar las siguientes prácticas:

» Disminuir la cantidad de azúcar que se agrega al café, frescos de frutas y otras bebidas.
» Consumir diariamente leguminosas (todo tipo de frijoles, garbanzos, lentejas).
» Evitar el consumo excesivo de alimentos ricos en azúcares, como repostería, postres, dulces y otros.
» Aumentar el consumo de líquidos, especialmente agua.

A continuación se muestra un ejemplo de alimentos naturales con carbohidratos complejos que se utilizan con frecuencia para elaborar alimentos o comidas:

» Salvado
» Germen de trigo
» Cebada
» Maíz
» Harina de maíz
» Harina de avena
» Hortalizas de raíz
» Guisantes

» Frijoles
» Lentejas

La siguiente lista es de alimentos preparados que constituyen una fuente de carbohidratos complejos:

» Pasta
» Macarrones
» Espagueti
» Arroz
» Patatas
» Panes integrales
» Pan de Graneros
» Pan marrón
» Pan griego
» Donas
» Cereales integrales
» Rallado de trigo
» Yuca
» Galletas de avena

¿Cuánto debo consumir de carbohidratos?

Se debe obtener entre el 40 y el 60% de las calorías totales diarias de los carbohidratos y es mejor que la mayoría de estas calorías sea de los carbohidratos complejos y de los azúcares naturales.

Si deseamos incrementar la ingesta de carbohidratos complejos y nutrientes saludables, lo que debemos hacer es:

» Comer frutas y verduras.
» Comer arroz, panes y cereales integrales.
» Comer leguminosas (frijoles, lentejas).

Las porciones recomendadas para los alimentos con alto contenido en carbohidratos pueden ser las siguientes:

» Una taza de verduras crudas o 3/4 de taza de jugo de un producto vegetal o 1/2 taza de verduras cocidas.

» Una fruta de tamaño mediano, media taza de fruta enlatada o picada o tres cuartos de taza de jugo de fruta.

» Una rebanada de pan; una onza o dos tercios de taza de cereal listo para comer; media taza de arroz, pastas o cereal cocidos; media taza de frijoles, lentejas o arvejas cocidas.

» Una taza de leche descremada o baja en grasa.

Las proteínas

Las proteínas constituyen alrededor del 50% del peso de los tejidos y no existe proceso biológico alguno que no dependa de la participación de este tipo de sustancias. Se trata de nutrientes compuestos por carbono, hidrógeno, oxígeno y nitrógeno. La mayoría también contienen azufre y fósforo.

El término proteína procede del francés *protéine*, y este a su vez del griego πρωτεῖος [proteios], que significa "prominente", "de primera calidad".

Las proteínas son esenciales para el crecimiento. Las grasas y carbohidratos no las pueden sustituir, por no contener nitrógeno. Están formadas por la unión de varios aminoácidos.

Son la materia prima para la formación de los jugos digestivos, hormonas, proteínas plasmáticas, hemoglobina, vitaminas y enzimas.

Las funciones principales de las proteínas en el organismo son:

» Proporcionar los aminoácidos esenciales fundamentales para la síntesis de los tejidos.

» Funcionar como amortiguadores, ayudando a mantener la reacción de diversos medios como el plasma.

» Aportar al organismo 4 Kcal de energía por cada gramo que se ingiere.

» Actuar como catalizadores biológicos acelerando la velocidad de las reacciones químicas del metabolismo. Son las enzimas.

» Actuar como transporte de gases como oxígeno y dióxido de carbono en sangre.
» Actuar como defensa, los anticuerpos son proteínas de defensa natural contra infecciones o agentes extraños.

El producto final de las proteínas en el proceso metabólico es el amoníaco, que luego se convierte en urea en el hígado y se excreta a través de la orina.

Clasificación de las proteínas

Por sus propiedades físico-químicas, las proteínas se pueden clasificar en proteínas simples, formadas solo por aminoácidos o sus derivados; proteínas conjugadas, formadas por aminoácidos acompañados de sustancias diversas, y proteínas derivadas, sustancias formadas por desnaturalización y desdoblamiento de las anteriores.

Las proteínas simples son:

» Albúminas y globulinas: Son solubles en agua y soluciones salinas diluidas (por ejemplo, lactoalbumina de la leche).
» Glutelinas y prolaninas: Son solubles en ácidos y álcalis, se encuentran en cereales fundamentalmente el trigo. Por ejemplo, el gluten se forma a partir de una mezcla de gluteninas y gliadinas con agua.
» Albuminoides: Son insolubles en agua, son fibrosas, incluyen la queratina del cabello, el colágeno del tejido conectivo y la fibrina del coagulo sanguíneo.

Las proteínas conjugadas son el resultado de la combinación entre proteínas y otras sustancias:

» Nucleoproteínas: Las nucleoproteínas son proteínas combinadas con ácidos nucleicos. Existen varias proteínas ácidas, como las proteínas no histonas.
» Glicoproteínas: Las glicoproteínas son proteínas combinadas con carbohidratos.
» Fosfoproteínas: Las fosfoproteínas son proteínas combinadas con un radical que contiene fosfato, distinto de un ácido nucleico o de un ácido fosfolípido.

» Cromoproteínas: Éstas son las proteínas combinadas con un grupo prostético, es decir, un pigmento.

» Lipoproteínas: Estas son unas proteínas conjugadas con lípidos.

» Metaloproteínas: Estas son proteínas conjugadas con iones metálicos que no forman parte del grupo prostético.

Las proteínas se obtienen tras acciones de procesos enzimáticos. Se conocen:

» Proteanos: Resultado de una breve acción de ácidos o enzimas, insolubles en agua. Son edestan (elastina) y miosan (miosina).

» Proteosas: Solubles en agua, no coagulan por el calor y precipitan por sulfato amónico saturado, resultado de la digestión parcial de proteínas por pepsina o tripsina. Son productos intermediarios de la digestión proteica.

» Peptonas: Tienen las mismas propiedades que las proteosas, pero son de menor peso molecular. Son productos intermediarios de la digestión proteica.

» Péptidos: Constituidos por dos o más aminoácidos, unidos por una unión peptídica, se hidrolizan a aminoácidos simples. Son productos intermediarios de la digestión proteica.

Los aminoácidos

Los aminoácidos se dividen en esenciales y no esenciales. Los esenciales son aquellos que no son elaborados por nuestro organismo y deben incorporarse a través de la dieta. Los no esenciales son sintetizados por nuestro metabolismo.

» Los aminoácidos son fundamentales para el buen funcionamiento del organismo. Para una persona adulta son ocho los aminoácidos esenciales, mientras que durante el crecimiento se precisan dos más.

» Aminoácidos esenciales: fenilalanina, leucina, isoleucina, lisina; metionina, treonina, triptofano y valina. Durante la infancia y adolescencia: arginina e histidina.

Aminoácidos no esenciales: alanina, cisteina, cistina, glicina, hidroxiprolina, prolina, serina, tirosina, ácido aspártico, y glutámico.

La calidad de una proteína depende de su contenido en aminoácidos esenciales. Esa calidad está medida por un índice llamado valor biológico.

Por lo tanto, una proteína es de alta calidad o tiene un alto valor biológico cuando es rica en aminoácidos esenciales.

Las proteínas con un valor biológico alto son además de las proteínas de la leche materna, la de los huevos. Le siguen las proteínas de la carne y el pescado y luego los lácteos. Se considera que las proteínas de origen animal son más nutritivas y completas que las de origen vegetal, que son incompletas y de un menor valor biológico.

Las proteínas ¿de origen animal o vegetal?

Las proteínas están mayormente presentes en alimentos de origen animal: carnes, huevos, leche y en menor proporción en vegetales como la soya, legumbres, cereales y frutos secos.

Alimentos con mayor aporte proteico por cada 100 gramos	Calorias (KCal)	Proteinas (gramos)
Carne vacuna magra (desgrasada)	200	19
Carne vacuna sin desgrasar	305	17
Carne de cerdo magra	275	17
Carne de cerdo. Tocino, pancita	850	3
Pollo con piel	170	28
Pollo sin piel	115	23
Pavo, muslo sin piel	130	20
Salmón	185	22
Huevos de gallina	160	12
Lácteos. Leche descremada	40	3

Alimentos con mayor aporte proteico por cada 100 gramos	Calorias (KCal)	Proteinas (gramos)
Lácteos. Queso semiduro	400	30

Para que las proteínas vegetales sean completas deben mezclarse entre sí. Por ejemplo: una legumbre + un cereal o un fruto seco + arroz. En un desayuno, al mezclar la leche con los cereales, la proteína del cereal se completa con las de la leche.

Calidad de proteinas	
Alimento	Valor biológico
Leche materna	100
Huevo	100
Carne	75
Pescado	75
Leche de vaca	75
Soya	70
Arroz	60
Trigo	50
Legumbres	40
Maíz	40

Proteínas completas de origen animal

Los alimentos que nos aportan proteínas completas o de alto valor biológico son todos los de origen animal:

» Todas las carnes, los huevos y el pescado.
» Todos los quesos.

» La leche y todos sus derivados, como el yogur, la crema y los quesos.
» Crustáceos y mariscos.

Proteínas incompletas de origen vegetal

Las aportan los vegetales y requieren de complementación proteica para formar proteínas completas. Son las siguientes:

» la soya
» las legumbres
» los frutos secos
» los cereales y sus derivados (harinas, arroz, pan.)
» hortalizas y frutas

¿Y para qué me sirven las proteínas?

Cuando escuchamos la palabra "proteína" inmediatamente viene a nuestra mente la idea de "músculo" y "formación de masa muscular", y efectivamente esta es una de las funciones de este nutriente.

Las proteínas en general cumplen muchas funciones en nuestro organismo: forman parte de los núcleos celulares, de los tejidos y órganos, transportan el oxígeno, son enzimas, hormonas, anticuerpos, etc.

La carencia proteica produce una disminución de la masa muscular, un metabolismo lento, bajo rendimiento físico e intelectual, fatiga, apatía, y deterioro general de todo nuestro organismo.

La dieta diaria debe contener proteínas tanto animales como vegetales en una manera proporcionada, ya que nuestro organismo aprovecha los aminoácidos que componen a esas proteínas que provienen de las legumbres o de las carnes.

Las proteínas son imprescindibles para el crecimiento del organismo y realizan una enorme cantidad de funciones diferentes, entre las que destacan:

» Estructural
» Inmunológica
» Enzimática
» Contráctil
» Homeostática

116

» Transducción de señales
» Protectora o defensiva
» Producción de costras

Veamos, a detalle, qué significa lo anterior:

Hormonal

Las hormonas son proteínas secretadas por las células de las glándulas endocrinas. Son liberadas al flujo sanguíneo y tienen la función de actuar como "mensajeros químicos" que transmiten señales entre las células. Cada hormona actúa sobre células especificas, por ejemplo, la insulina es una proteína hormonal que secreta el páncreas para regular los niveles de azúcar en la sangre.

Enzimática

Las proteínas enzimáticas aceleran reacciones en las células, como las funciones hepáticas, la digestión, la coagulación sanguínea y convierte el glucógeno en glucosa. un claro ejemplo de proteínas enzimáticas son las enzimas digestivas que rompen la comida en sus unidades básicas para que el cuerpo absorba fácilmente sus nutrientes.

Estructural

Las proteínas estructurales son necesarias para la composición del organismo. Entre ellas están elcolágeno, la queratina y la elastina. El colágeno forma tejido conectivo de músculos, huesos, tendones, piel y cartílago. La queratina es el principal componente estructural del cabello, uñas, dientes y piel.

De defensa

Los anticuerpos o la inmunoglobulina son componentes claves de nuestro sistema inmunológico. Estas proteínas pertenecientes a los glóbulos blancos, nos mantienen a salvo de virus, bacterias y otros microorganismos nocivos dejándolos inactivos.

De almacenamiento

Las proteína de almacenamiento se encargan de guardar minerales como el hierro, el cuál es requerido para formar hemoglobina, el principal componente estructural de los glóbulos rojos. Otra proteína de almacenamiento es la ferritina, que se encarga de regular el almacenamiento de hierro para evitar o contrarrestar los excesos de este mineral en el cuerpo.

De transporte

Las proteínas transportadoras se encargan de llevar los nutrientes a las células. Por ejemplo, la hemoglobina que lleva oxigeno desde los pulmones a los tejidos del cuerpo, mientras la mioglobina absorbe el oxigeno de la hemoglobina y lo proporciona a los músculos. Otra proteína de transporte, es la albúmina, que transporta grasas en el torrente sanguíneo.

Receptoras

Las proteínas receptoras controlan las sustancias que entran y salen de las células, como el agua y nutrientes. Algunos receptores activan enzimas y otros estimulan glándulas endocrinas para secretar hormonas como la epinefrina y la insulina

Contráctiles

Las proteínas contráctiles regulan la fuerza y velocidad de las contracciones cardiacas y de otros músculos. Estas proteínas son la actina y miosina.

Como puede observar, las proteínas no sólo construyen músculos, también tienen otras funciones esenciales para el mantenimiento del organismo. Incluyamos en nuestra dieta alimentos con un buen aporte proteico, como el huevo, leguminosas, carne, entre otros para asegurar nuestro requerimiento diario de proteína.

Las proteínas se sintetizan dependiendo de cómo se encuentren regulados los genes que las codifican. Por lo tanto, son susceptibles a señales o factores externos.

La cantidad diaria de proteínas recomendada varía en función de factores como el tipo de proteínas que se consuman o nuestra masa corporal. Según los alimentos con proteínas que consumamos debemos tomar una mayor o menor cantidad de estos alimentos.

¿Cuántas proteínas necesito? La cantidad recomendada de proteínas que se han de consumir al día es de 0.8 g de proteína por cada kilogramo de nuestra masa corporal.

Si nuestra dieta se basa en alimentos exclusivamente vegetales, la recomendación de consumo diario de alimentos con proteínas es superior ya que debemos obtener una mayor diversidad de amioácidos pues las proteínas que podemos encontrar en los alimentos vegetales son en su mayoría simples, es decir, contienen sólo un pequeño número de aminoácidos que necesitamos.

Por ejemplo, para una persona que pese 70 kg con una dieta alta en alimentos con proteínas de origen animal, la cantidad de proteínas que debe consumir diariamente es de 56 g. En el caso de una persona con una alimentación similar con un consumo alto de alimentos con proteínas de origen animal que pese 80 kg, la ingesta recomendada de proteínas sería de 64 g diarios.

En caso de que se trate de una persona que consume principalmente alimentos con proteínas de origen vegetal, la cantidad diaria recomendada de proteínas debería ser proporcional a su peso de forma que si pesa 70 kg, debería consumir 70 g diarios de proteínas, en caso de pesar 80 kg la cantidad de proteína recomendada al día sería de 80 g, etcétera.

En caso de consumir una mayoría de alimentos con proteínas de origen vegetal, su consumo ha de ser mayor que con una alimentación cuyas principales fuentes de proteínas sean de origen animal ya que la mayoría de alimentos de origen vegetal sólo contienen una pequeña parte de los aminoácidos (20 en total). Es por ello que este tipo de proteínas, común en los alimentos de origen vegetal, son llamadas proteínas simples al contrario que las más comunes en alimentos de origen principal, proteínas conjugadas que tienen un mayor número de aminoácidos distintos por cada proteína.

Aunque es cierto que en caso de consumir principalmente alimentos con proteínas de origen vegetal, su consumo ha de ser mayor que si se consumen principalmente alimentos con proteínas de origen animal, también hay que tener en cuenta el hecho de que las proteínas simples de los alimentos vegetales son más fáciles de asimilar por el organismo. Esto es debido a que, al ser proteínas simples, al organismo le cuesta menos "romperlas" para poder procesarlas. En el caso de las proteínas conjugadas es mucho más costoso para el organismo su asimilación.

Las funciones de las proteínas en nuestro organismo son muy variadas. Es importante controlar la cantidad diaria de proteínas ya que en caso de tener una carencia de proteínas podríamos padecer síntomas como deficiencia en el sistema inmunológico, problemas de crecimiento o alteraciones intelectuales en niños o problemas de desarrollo den el feto en mujeres embarazadas.

Si consumimos un exceso de alimentos con proteínas, también será perjudicial para nuestra salud ya que las proteínas no se pueden acumular en el organismo como tales por lo que se transformarán en grasa para posteriormente acumularse como tal.

Grasas

Es frecuente escuchar que las grasas son dañinas, sin embargo, las grasas son necesarias para que se pueden cumplir distintas funciones de nuestro cuerpo; las grasas también son conocidas como lípidos.

Las grasas pueden ser sólidas o líquidas, están formadas fundamentalmente por los triglicéridos; éstos tienen estructuras más sencillas, que conocemos como ácidos grasos. Según el tipo de ácido graso de cada triglicérido hay distintos tipos de grasa, que tienen efectos distintos en el organismo: saturados, insaturados (monoinsaturados y poliinsaturados) y trans.

En el cuerpo se almacenan dos tipos de grasas:

» Esencial: se aloja en pequeñas cantidades en músculos, sistema nervioso central (médula espinal y cerebro), órganos y médula ósea (material blando y esponjoso que se encuentra en el interior de los huesos).

Este tipo de lípidos en el cuerpo de los hombres constituye entre el 3 y el 4% de su peso corporal total, en tanto que en las mujeres suma aproximadamente el 10 o el 12%.

Este porcentaje mayor en la mujer se debe a que incluye la grasa del tejido mamario, así como los depósitos en caderas, abdomen y pelvis, en donde es necesaria para el funcionamiento del sistema reproductivo.

» Grasa almacenada: es la que el organismo guarda como reserva energética en todo el cuerpo. El porcentaje saludable en hombres es entre el 8 y el 19%, mientras que en mujeres es entre el 11 y el 21%.

Índices de grasa corporal en %		
	Mujeres	**Hombres**
Grasa esencial	10-13	2-5
Deportista	14-70	6-13
En forma	21-24	14-17
	Mujeres	**Hombres**
Valor normal	25-31	18-24
Obesidad	más de 32	más de 25

Armada con información de: http://laguiadelasvitaminas.com/indice-de-grasa-corporal/

Es importante señalar que el peso que refleja la báscula no indica la cantidad de grasa corporal; así que pesar más o menos kilos no es un factor determinante para derfinir si una persona está en forma, tiene sobre peso u obesidad.

¿Cómo medir la grasa corporal?

El Índice de Masa Corporal (IMC) es una herramienta médica que se obtiene dividiendo la cantidad de kilogramos de una persona entre el número que se obtiene al elevar al cuadrado su estatura.

Por ejemplo, una persona que mide 1.65 y pesa 70 kg, deberá dividir 70 entre 2.7225 (resultado de multiplicar 1.65 x 1.65), el resultado de su IMC es 25.71; ¿qué significa lo anterior?, la siguiente tabla indica, de manera general, la valoración del porcentaje de masa corporal:

Índice de masa corporal	Se considera
Menos de 16	Desnutrición
De 17 a 20	Bajo peso
De 20 a 24	Peso normal

Índice de masa corporal	Se considera
De 24 a 29	Sobrepeso
De 29 a 34	Obesidad
De 34 a 39	Obesidad severa
Más de 39	Obesidad de alto riesgo

Lo anterior es sólo una aproximación, pues falta tomar en cuenta algunos factores como la complexión de las persona; es por eso que se requiere de que un experto de la salud sea quien nos ayude a determinar el estado de nuestro cuerpo con respecto al peso y al IMC.

¿Para qué sirven las grasas en nuestro cuerpo?

Las grasas que obtiene nuestro cuerpo mediante los alimentos son vitales para que todas las funciones se realicen de manera adecuada y así conservar buena salud; las grasas aportan energía, regulan la temperatura corporal, ayudan a que la piel se mantenga en buen estado, contribuyen en la producción de hormonas y favorecen la absorción de algunas vitaminas, por ejemplo A, D, E y K.

Saturadas

Las grasas saturadas elevan el nivel de colesterol LDL ("malo"); el colesterol es una sustancia suave y cerosa que puede causar obstrucción o bloqueo de las arterias; esto supone un riesgo para el corazón, por lo que se incrementa el riesgo de sufrir un paro cardiaco o un accidente cerebrovascular, entre otros problemas de salud. Así que, en la medida de lo posible, hay que limitar la ingesta de los alimentos ricos en este tipo de grasas.

Hay que mantener las grasas saturadas en un 10% de sus calorías diarias totales. Los alimentos con muchas grasas saturadas son productos animales: mantequilla, queso, leche entera, helado, crema y carnes grasosas.

También algunos aceites vegetales, como el aceite de palma, el aceite de coco y el aceite de palmiche. Estas grasas son sólidas a temperatura ambiente.

Insaturadas

Comer grasas insaturadas puede ayudar a bajar el colesterol LDL; la mayoría de los aceites vegetales que son líquidos a temperatura ambiente tienen grasas insaturadas. Hay 2 tipos de grasas insaturadas:

» Grasas monoinsaturadas que abarcan el aceite de oliva y de canola
» Grasas poliinsaturadas que abarcan aceite de cártamo, girasol, maíz y soya

Los ácidos transgrasos son grasas perjudiciales que se forman cuando el aceite vegetal se endurece en un proceso llamado hidrogenación. Las grasas hidrogenadas o "grasas *trans*", a menudo se utilizan para conservar algunos alimentos frescos por mucho tiempo.

Las grasas trans también se utilizan para cocinar en algunos restaurantes. Pueden elevar los niveles de colesterol LDL en la sangre y también pueden bajar los niveles de colesterol HDL ("bueno").

Los ácidos transgrasos se encuentran en los alimentos fritos, los productos comerciales horneados (rosquitas fritas, pastelitos y galletas), los alimentos procesados y algunas margarinas.

Hay que evitar los alimentos hechos con aceites hidrogenados y parcialmente hidrogenados (como la mantequilla y la margarina), pues contienen altos niveles de ácidos transgrasos.

Consumo moderado

Las grasas, como otros nutrientes, aportan energía: unos 9kcal/g; esto es lo que se llama aporte calórico o calorías. Para una alimentación equilibrada, el consumo de grasa debe ser inferior al 30% de las calorías totales procedentes de la dieta.

Para una dieta de 2000 kcal, que es la ingesta de referencia de un adulto medio, el contenido calórico procedente de las grasas sería de aproximadamente 600 kcal, lo que supondría una ingesta diaria de aproximadamente 70g de grasas. Es importante tener en cuenta el tipo de grass que se consume, priorizando las grasas insaturadas frente a las saturadas.

El consumo de grasa es imprescindible para el ser humano, pues son nutrientes necesarios para el buen funcionamiento de todos los órganos; sin embargo, esta ingesta debe hacerse en proporciones adecuadas para conseguir que haya un equilibrio entre la energía o calorías ingeridas, a través de los alimentos y bebidas, y el gasto calórico.

En una alimentación saludable y equilibrada se debe considerar todo tipo de alimentos, para conseguir un aporte variado y completo de los nutrientes principales (hidratos de carbono, proteínas y grasas); si lo hacemos en las proporciones adecuadas, controlando las raciones, no se generará ningún problema de salud.

Por otro lado, el gasto calórico está en función de las necesidades personales; por lo que la actividad física diaria es de vital importancia.

Para reducir las grasas, los especialistas de la salud recomiendan seguir una dieta balanceada, consumir mayor cantidad de fibra, beber entre 2 y 3 litros de agua diariamente, preparar los alimentos con aceites de oliva, soya o maíz, preferir lácteos descremados, retirar el exceso de grasa de los comestibles y reducir la ingesta de productos fritos.

Es importante estar al tanto de qué consumimos, por lo cual debemos aprender a leer las etiquetas de los alimentos empaquetados, esto nos ayudará a conocer qué tipo de grasas contienen y la cantidad de las mismas.

A continuación un ejemplo de qué debemos tomar en cuenta al leer una etiqueta:

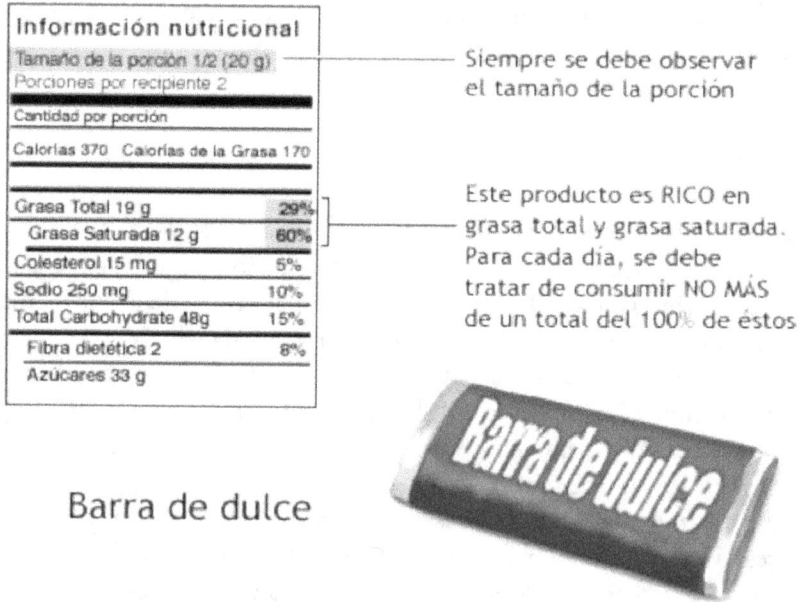

Información nutricional	
Tamaño de la porción 1/2 (20 g)	
Porciones por recipiente 2	
Cantidad por porción	
Calorías 370 Calorías de la Grasa 170	
Grasa Total 19 g	29%
Grasa Saturada 12 g	60%
Colesterol 15 mg	5%
Sodio 250 mg	10%
Total Carbohydrate 48g	15%
Fibra dietética 2	8%
Azúcares 33 g	

Siempre se debe observar el tamaño de la porción

Este producto es RICO en grasa total y grasa saturada. Para cada día, se debe tratar de consumir NO MÁS de un total del 100% de éstos

Barra de dulce

Como complemento es preciso tener una rutina de ejercicios supervisada por un especialista, para evistar lesiones. Los beneficios que se pueden obtener de esta práctica se resumen en:

» Incremento del gasto energético.
» Pérdida de tejido graso.
» Conservación de la masa muscular.
» Resistencia al cansancio.
» Mejor calidad de vida.

Agua

El agua está compuesta de dos moléculas de hidrógeno y una molécula de oxígeno, y es uno de los elementos vitales, tanto del planeta, como de los seres que lo habitan, a su vez, es u elemento fundamental para el ser humano.

El cuerpo humano se conforma en un 70 % de agua, de ahí la imprescindible necesidad de consumirla. En condiciones normales, el ser humano pierde aproximadamente dos litros de agua en un día, entre la transpiración (sudor), la respiración, la orina y demás. Esta pérdida debe ser recuperada de algún modo u otro, ya sea por la ingesta de agua pura y otras bebidas o por medio de la alimentación, como el aporte de fruta y alimentos acuosos, como algunos vegetales.

Alimentos y porcentaje de agua que contienen:

» Vegetales 85%
» Carne 65%
» Queso 50%
» Pan 35%
» Frutos secos 20%

Alimentos y porcentaje de agua al organismo:

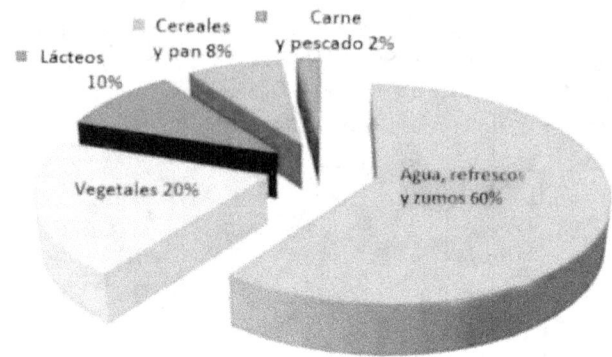

El cerebro humano se compone en su 75% de agua, órganos como los pulmones están compuestos en 79% agua y los músculos en un 76%, la sangre entre un 82 u 83%; y los huesos, aunque uno creyera que están carentes de agua, se conforman de un 22% de este vital elemento. Debido a estas cifras, es fácil notar la importancia que el agua representa para el organismo humano y, por tanto, una baja mínima de este elemento en la composición del cuerpo, del 2% aproximadamente, equivalente a 1L, podría causar severos síntomas de deshidratación, pérdida de memoria y afectaciones en la vista. Una baja un poco mayor, de 4%, se manifestaría como irritabilidad, somnolencia, dolores de cabeza y dificultad para lograr a concentración; si aumentamos la cifra, a un 10 o 15 %, equivalente a 5 a 9L, los síntomas serían mucho peores, provocando pérdida de peso, deshidratación, alucinaciones e incluso la muerte. Es por ello que los médicos aconsejan beber hasta dos litros de agua al día.

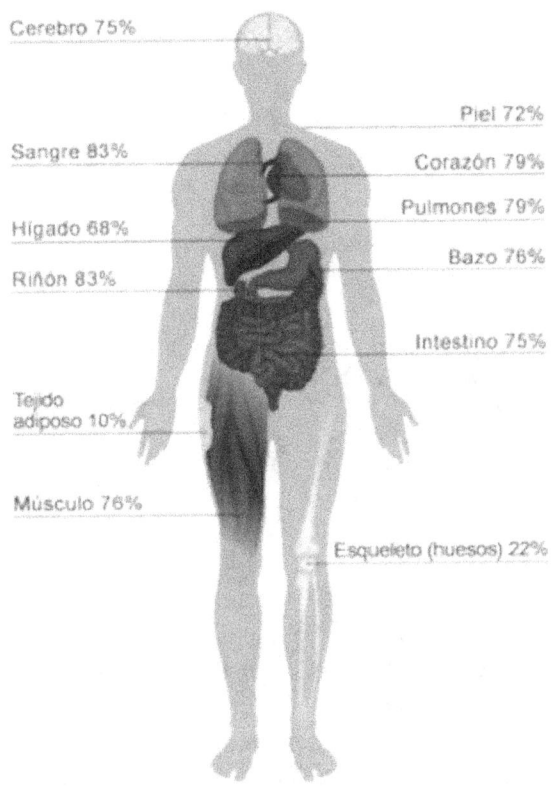

Cerebro 75%

Piel 72%

Sangre 83%

Corazón 79%

Pulmones 79%

Hígado 68%

Bazo 76%

Riñón 83%

Intestino 75%

Tejido
adiposo 10%

Músculo 76%

Esqueleto (huesos) 22%

Pese a que en la actualidad, la mayoría de las personas poseen acceso al agua, un alto porcentaje de la población mundial padece de "deshidratación crónica", debido a que bajo su ritmo de vida o malos hábitos no ingieren el líquido suficiente.

Porcentaje de agua en el cuerpo humano

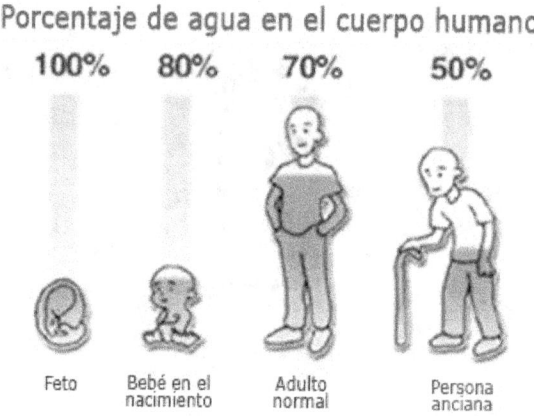

100%	80%	70%	50%
Feto	Bebé en el nacimiento	Adulto normal	Persona anciana

Antes de nacer, el organismo se encuentra inmerso en el líquido amniótico de la madre. Según diversos estudios, se sabe que un feto humano contiene un 94% de agua, apenas en su tercer día; al transformarse en bebé, el porcentaje se ha reducido hasta quedar en 75% de agua; en la edad adulta el porcentaje disminuye aún más, siendo en la vejez la etapa con menor cantidad de agua en el cuerpo, con un 65%. Esto quiere decir que un organismo joven requiere de menos agua, pero a medida que crecemos, nuestras necesidades de agua crecen con nosotros.

En temporada calurosa, se aconseja a las personas mayores que se hidraten y permanezcan a la sombra, pues son los más propensos a la deshidratación.

El agua es muy importante para el organismo puesto que actúa en la fabricación de las células, colabora en los jugos digestivos; participa en las señales eléctricas entre músculos y el transporte de sangre; además de eliminar desechos y filtrarlos a través de los riñones.

Pues bien, para entender mejor el proceso, profundicemos en el tema.

El agua como lubricante natural

Así es, el agua funge como lubricante en casi todos los procesos del cuerpo, sobre todo en la digestión donde, ya en la boca, la saliva ayuda a masticar y deglutir el alimento para lograr su buen deslizamiento por el esófago.

El agua también lubrica todas las articulaciones y cartílagos para evitar que nos movamos con rigidez, haciéndolo más sencillo y fluido.

Cuando una persona no acostumbra a beber toda el agua que su cuerpo requiere, ésta se aleja de las articulaciones para regar otras zonas del cuerpo más importantes, este es el inicio y causa de la dolorosa y molesta fricción (en articulaciones) que puede desembocar en lesiones y conducir a la artritis.

¿Qué puede hacer el agua por nuestro cuerpo?

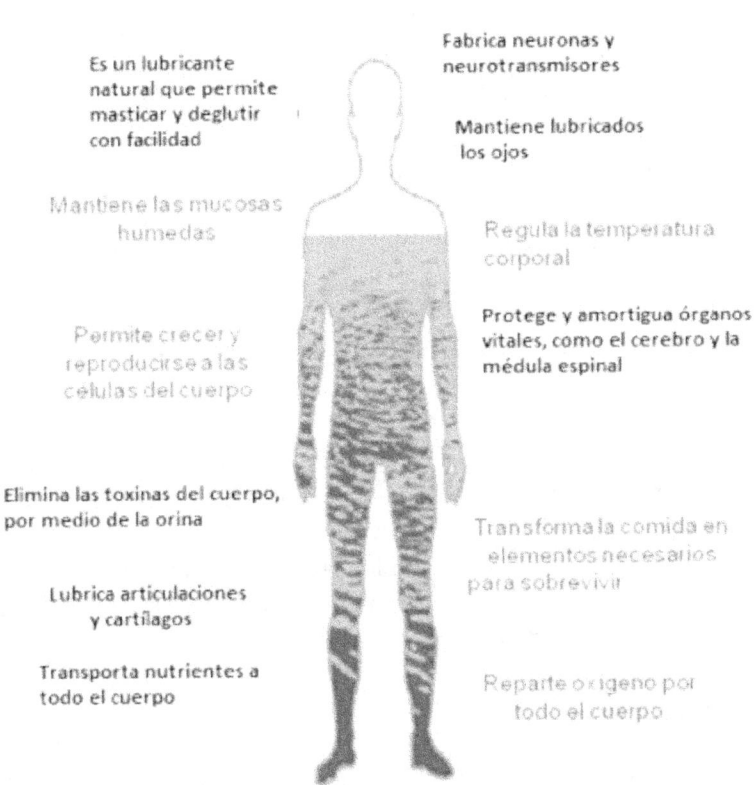

Es un lubricante natural que permite masticar y deglutir con facilidad

Mantiene las mucosas humedas

Permite crecer y reproducirse a las celulas del cuerpo

Elimina las toxinas del cuerpo, por medio de la orina

Lubrica articulaciones y cartílagos

Transporta nutrientes a todo el cuerpo

Fabrica neuronas y neurotransmisores

Mantiene lubricados los ojos

Regula la temperatura corporal

Protege y amortigua órganos vitales, como el cerebro y la médula espinal

Transforma la comida en elementos necesarios para sobrevivir

Reparte oxigeno por todo el cuerpo

Los ojos necesitan de una continua hidratación por medio de los parpados, debido a esto es que parpadeamos una media de entre 15 y 20 veces por minuto, para mantener al ojo bien lubricado.

El agua como regulador de temperatura

El agua es un factor clave en la regulación de la temperatura de nuestro cuerpo. Puede disipar el exceso de calor por medio de la transpiración (sudoración) de la piel. A su vez, la sangre abandona los capilares cercanos a la piel para que la parte externa de nuestra epidermis se conserve fresca.

El agua elimina las toxinas del cuerpo

¿Cómo es que puede hacer esto? Sencillo, a través del sudor o de la orina, el agua permite la reducción de toxinas acumuladas en nuestro organismo. A su vez, ayuda a prevenir el estreñimiento y mejorar los movimientos intestinales, de manera que los desechos puedan eliminarse con más facilidad.

Por el contrario, y ante la deshidratación, los desechos se acumulan por periodos más largos en el organismo, dando paso al envenenamiento de la sangre y de todo el cuerpo, desatando desde simples malestares hasta enfermedades renales y de hígado.

El agua como trasporte de nutrientes

Como mencionamos, la sangre y los pulmones albergan altísimos porcentajes de agua, cuya función principal es la de transportar nutrientes y oxígeno al resto de células del cuerpo humano. Dichos nutrientes con disueltos en el agua, lo que facilita su paso a través de los capilares. En los pulmones, sel transporte de oxígeno y en las paredes del intestino se captan los nutrientes provenientes de la digestión.

El agua es fuente de salud

Debido a que nuestro cuerpo es casi ⅔ de agua, su consumo diario puede jugar un papel angular en la prevención y cura de enfermedades y dolencias que afectan al ser humano. Para esto, debemos tomar en cuenta tanto la cantidad de agua que bebemos, como su calidad.

A continuación te dejamos algunos datos sorprendentes acerca del consumo de agua:

130

- » El agua debe ser siempre potable, limpia y libre de contaminantes.
- » Recuerda que no todo es beber agua, sino que conviene complementar con una alimentación balanceada, una actividad física constante (ejercicio) y una actitud positiva.
- » El cuerpo humano posee la capacidad de curarse a sí mismo y bebiendo agua es una manera de auxiliarlo.
- » Según estudios citados por la Asociación Dietética Americana un alto consumo de agua reduce el riesgo de contraer cáncer de colon, cáncer de mama y cáncer en el tracto urinario.
- » Una hidratación adecuada previene resfriados y cálculos renales.
- » El agua llega a la piel como destino final, así que una mala hidratación se verá reflejada de inmediato en este órgano.
- » El agua no sólo hidrata la piel y mejora el aspecto físico, también aumenta el número de calorías que se queman durante las actividades diarias.
- » El agua transforma los alimentos en energía.
- » El agua balancea nuestros electrolitos, que nos ayudan a controlar la presión sanguínea.
- » El agua ayuda a mantener el volumen de sangre, por tanto, se mantiene la energía.
- » La apropiada hidratación mejora la concentración.
- » Una apropiada hidratación mejora la capacidad motora.
- » El agua diluye y dispersa las medicinas, permitiéndoles actuar más rápida y efectivamente.
- » El consumo de agua facilita la pérdida de peso.
- » El agua ayuda a la reducción de depósitos de grasa en el organismo.

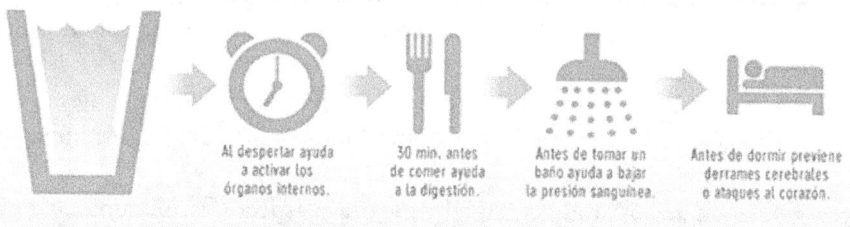

Es común confundir la sensación de sed con hambre, por ello que consumamos bocadillos o "*snacks*" constantemente, creyendo que estamos saciando el hambre, cuando en realidad estamos sedientos. Beber agua constantemente es un fabuloso *tip* que ayuda al organismo a sentirse satisfecho y a aminorar sus deseos de comer.

Según algunos especialistas de la Sociedad Argentina de Nutrición (SAN), tomar 1.5 litros de agua en un día, puede hacer al cuerpo perder, por sí solo, 2.5 kg al año, lo que equivale a 17,400 calorías. Esto se debe a que el agua no aporta caloría alguna y es una bebida natural.

Por otro lado, los expertos señalan que al consumir agua, ésta ocupará un lugar en el estómago, hecho que produce una sensación mecánica de saciedad. Otros de los beneficios al ingerir agua son:

» Actúa como diluyente de la concentración de sales en la sangre.
» Estimula al sistema nervioso simpático, produciendo "Noradrenalina", que permite degradar a los lípidos.
» Aumenta la liberación de dopamina en el cerebro, neurotransmisor ligado a la sensación de placer y recompensa.
» Como mencionamos en un apartado anterior, se recomienda beber ocho vasos de agua al día, de preferencia fría, pues el organismo deberá invertir energía para calentarla a la temperatura corporal (37°C), lo que implicaría un gasto de hasta 100 calorías. También se sugiere tomar agua gasificada,

pues el efecto del gas es generar mayor saciedad, aunque los efectos del consumo constante de este gas suelen ser contraproducentes a largo plazo.

El agua contra la obesidad infantil

En las últimas décadas, la prevalencia de la obesidad infantil ha ido en aumento, especialmente en los países más desarrollados. Esto se debe, básicamente, a la pobre alimentación (agravada en nuestro país por la crisis económica) y a la vida sedentaria, además de situaciones emocionales que afectan a los menores, como problemas en casa y el colegio, y los malos hábitos alimenticios. Se estima que, en la actualidad, uno de cada 10 niños es obeso.

La obesidad tiene consecuencias adversas en el organismo y su funcionamiento, lo que afecta a sus diferentes subsistemas y genera alteraciones en los mismos, si bien, la obesidad es un tema serio cuando se habla de los adultos, es aún más preocupante cuando se trata de niñas y niños.

¿Cómo combatir la obesidad infantil?

Si bien, la niñez es una de las etapas más vulnerables del ser humano, también es la más apropiada para modificar hábitos y conductas, pues es en ella donde se establecen patrones que nos perseguirán por el resto de nuestras vidas. Así que, si para los mayo-res, beber agua podría representar un "salvavidas", para los pequeños lo sería aún más. La respuesta a este problema es fomentar el hábito de beber agua y llevar una alimentación saludable.

Algunos estudiosos del tema, preocupados por este problema, han realizado algunas intervenciones dedicadas a reducir el consumo de bebidas dulces y refrescos; esto, debido a que las intervenciones son más eficaces y estimulantes que las prohibiciones.

Según un estudio realizado en 2010 por el Centro de Estudios Sobre Nutrición Infantil de Argentina, el porcentaje de niños en edad preescolar, que consumen bebidas azucaradas, es más de 3 veces el porcentaje de aquellos que beben agua pura.

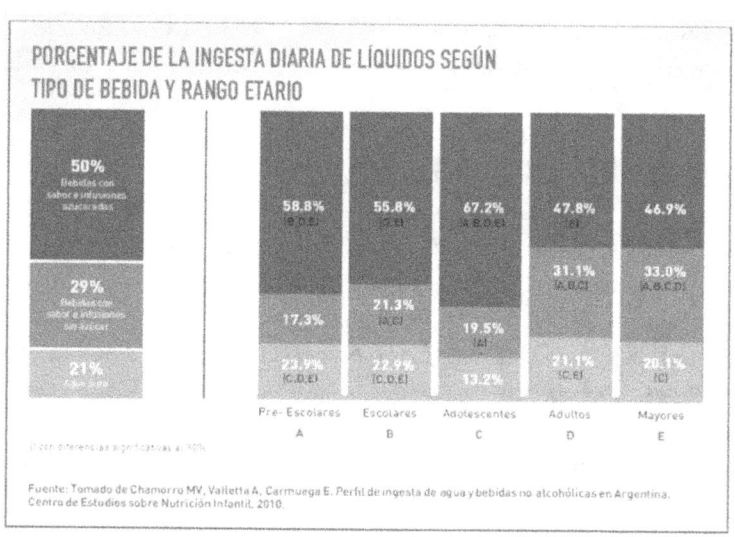

PORCENTAJE DE LA INGESTA DIARIA DE LÍQUIDOS SEGÚN TIPO DE BEBIDA Y RANGO ETARIO

Fuente: Tomado de Chamorro MV, Valletta A, Carmuega E. Perfil de ingesta de agua y bebidas no alcohólicas en Argentina. Centro de Estudios sobre Nutrición Infantil, 2010.

Según algunos estudios, la finalidad de las intervenciones es: servir de estímulo para hacer intervenciones a nivel comunitario que pueden ser sencillas, pero exigen de la colaboración de aquellos que participan, no sólo de escuela. De mano de las familias quedan cuestiones como evitar que beban demasiadas bebidas azucaradas y acercarlos a bebidas más saludables, como los zumos naturales y el agua.

Es de este modo que debemos recordar la importancia de la colaboración para potenciar el consumo de agua.

Mitos sobre el consumo de agua

Existen muchos mitos en torno al consumo de agua y aquí te los aclaramos.

1. El agua engorda.
FALSO: El agua no engorda porque no contiene calorías ni grasas.

2. El agua es la fuente más importante de sodio en las dietas.
FALSO: La ingesta de sodio se incorpora con los alimentos procesados. Más del 75% del sodio en la dieta proviene de alimentos envasados y preparados en restaurantes.

3. El agua, por no tener sabor ni calorías, produce menos saciedad que las bebidas azucaradas.
FALSO: Las calorías ingeridas en bebidas generan menor saciedad, ocasionando que consumamos más y, en consecuencia, mayor ingesta de calorías.

4. La sed aparece porque tenemos hambre.
FALSO: La sed puede deberse a la deshidratación. No debemos esperar tener sed para tomar agua.

5. Beber agua durante las comidas dificulta la digestión y la absorción de los nutrientes de los alimentos.
FALSO: Beber agua no dificulta los procesos digestivos ni la absorción de los nutrientes y su evacuación es rápida.

6. Para combatir la obesidad únicamente debemos crear hábitos respecto a la ingesta de alimentos sólidos.
FALSO: Es fundamental la adquisición de hábitos de hidratación saludables. Tanto los alimentos sólidos como los líquidos (excepto el agua) suman calorías.

7. En el control de la obesidad no se debe ingerir agua cuando se realizan ejercicios porque esto nos resta energía, reponemos lo que perdemos con el trabajo físico, nos hincha y/o disminuye nuestro rendimiento.
FALSO: Ingerir agua ayuda a reponer líquidos y sales minerales, e hidrata los músculos.

Ya lo sé... ¿y ahora?

Para los que viven en una ciudad, grande o pequeña, es cosa de todos los días pasar muchas horas de inactividad, físicamente hablando. Y es que, ya sea frente a una computadora, detrás de un mostrador o de un escritorio, sentados al volante del automóvil para dirigirse al trabajo o a casa, la actividad física puede ser casi nula.

En la actualidad, el ritmo de vida, sobre todo en las grandes ciudades, es vertiginoso pero sedentario. Los que se encargan de números y gráficas, estiman que en México el 36% de las personas que trabajan lo hacen en lugares como bancos, escuelas u oficinas, principalmente. Podríamos sumar a esta lista a los que trabajan en una gasolinera, en un supermercado o en un negocio propio. En realidad, lo importante es que ese 36%, o más, tiene en común una baja actividad física en su rutina laboral. Y no siempre es porque así lo quieran, realmente. En ocasiones no queda de otra: hay que preparar un reporte, hacer una venta, reparar un aparato, solicitar una cotización, escribir decenas de correos, y un largo etcétera.

Profesiones en las que más se sube de peso
Agente de viajes
Abogado / juez
Trabajador social
Profesor
Artista / diseñador / arquitecto
Asistente administrativo
Físico
Servicios de protección (policía, bombero)
Marketing / relaciones públicas profesionales

Profesiones en las que más se sube de peso
Profesional de tecnologías de la información

Fuente: http://mexico.cnn.com/salud/2012/06/06/conoce-cuales-son-los-10-trabajos-que-te-hacen-subir-mas-de-peso

Hay que apuntar que los que trabajan en fábricas, en construcciones, en el campo o de manera independiente, no están muy lejos del sedentarismo. Se trata de un estilo de vida muy extendido en el mundo laboral… y familiar, por qué no decirlo.

Piense usted en lo que hace día con día. O en algún familiar, un amigo o un conocido. Tal vez sabe de la existencia de algún noble oficinista y le ha tocado que éste le cuente su rutina. Se levanta temprano, lo más temprano que se pueda, desayuna mal y poco, o de plano no desayuna nada; realiza un recorrido de una, dos o hasta tres horas para llegar a su trabajo; tiene una jornada de más de ocho horas de trabajo, con un descanso para comer, si es que puede, de treinta minutos (una hora si es afortunado) y regresa a casa.

El estilo de vida actual tiene serias implicaciones, en ocasiones dañinas, en nuestra calidad de vida. Y eso, nuestro cuerpo lo resiente. No solo es el sedentarismo, en realidad se generan malos hábitos que se permean todas las facetas de nuestra vida. Comemos mal, dormimos mal, nos movemos poco. Y las consecuencias no se hacen esperar. Nuestra calidad de vida desciende por los suelos. Ante esto, ¿qué podemos hacer? Lo más recomendable es tomar el toro por los cuernos y afrontar aquello que no está funcionando. No solo es recomendable, es necesario.

Como hemos podido constatar, somos lo que comemos. Pero también lo que hacemos. Nuestros hábitos definen la calidad de vida que tenemos.

Uno de los objetivos más importantes para tener una buena calidad de vida es tener el peso adecuado, ni menos ni más. La gran preocupación en la actualidad, debido a los grandes índices en que se presenta, es la obesidad. Como sabemos, hay factores como el metabolismo que son determinantes en tener el peso adecuado. En este capítulo, usted podrá ver consejos útiles para bajar de peso, principalmente. Y no sólo para reducir esos kilos de más, pues aunque usted sea una persona con la suerte de no engordar, sin importar lo que coma (en cantidad y calidad), estos consejos le serán de mucha utilidad para tener una mejor salud, tanto física como mental y emocionalmente.

Sustancias que ayudan a lograr un buen metabolismo

Para muchas personas, bajar de peso es uno de los objetivos más importantes para lograr una mejor calidad de vida. Sin embargo, la mayoría de las veces esto no es tan fácil como parece. Sobre todo cuando no se está acostumbrado, o no se está en posibilidad de realizar ejercicio o seguir un régimen alimenticio bien estructurado. Por lo tanto, a continuación le presentamos varias opciones que lo ayudarán en su objetivo: adelgazar.

Uno de los consejos más acertados que podemos escuchar para cambiar los malos hábitos es comer los alimentos correctos en el momento adecuado.

En este punto, es muy importante tomar en cuenta las características de lo que ingerimos, cómo están compuestos y, sobre todo, cómo podemos utilizarlos a nuestro favor para que podamos cumplir nuestra meta de bajar de peso.

Hay alimentos que, debido a las características de sus compuestos y nutrientes, tienen efectos que favorecen la pérdida de peso y la aceleración del metabolismo. Algunos actúan en elevación de la temperatura corporal que, como ya sabemos, es la tarea en la que se consume más energía producto del metabolismo. Este es el efecto termogénicode los alimentos, y tiene que ver con el calor que el cuerpo genera para digerir los alimentos. Esto ayuda principalmente a acelerar el metabolismo durante el proceso dedigestión. Al consumir alimentos termogénicos, el organismo quema una mayor cantidad de calorías, según la cantidad de proteínas, grasas y carbohidratos consumidos.

Otros, se adaptan a las necesidades del organismo, regulando la función metabólica, son los llamados adaptógenos, cuya descubrimiento se remonta a la antigua URSS. Algunos más, intensifican la expulsión de las toxinas que constituyen los desechos metabólicos. Por ejemplo, los antioxidantes, que son sustancias que protegen a las células de los efectos de los radicales libres, facilitan la digestión y funcionan como desintoxicante, por lo que ayudan a perder peso.

De la naturaleza

Todos los alimentos que consumimos tienen sustancias. Es cuestión de química. El significado de sustancia nos remite a los conceptos de ser, de esencia o de naturaleza de algo. Se refiere también a aquello que permanece en algo que cambia, o a aquello que constituye lo más importante de algo. La palabra sustancia, o substancia, como se le conocía antiguamente, tiene su origen etimológico en el término latino *substantia, substantiae* y significa precisamente esencia, ser, existencia. La palabra latina está conformada el prefijo *sub* que significa "bajo", el verbo *stare*, que tiene el significado de estar en pie, y el sufijo *ntia*, que señala la cualidad de un agente. Puede interpretarse como "lo que queda", después de quitar todo lo superfluo. Otras definiciones apuntan a los componentes nutritivos de los alimentos. Para tener un buen control de peso, es conveniente saber qué efectos tienen y cómo pueden ayudarnos en nuestro propósito.

A continuación, veamos algunas de las sustancias naturales que podemos encontrar en el mercado, en la actualidad

Extracto de frijol

El extracto de frijol, que también es conocido como *Phaseolus vulgaris*, se consigue principalmente en forma de suplemento. Ayuda a descomponer carbohidratos en el organismo, haciendo más lenta su absorción.

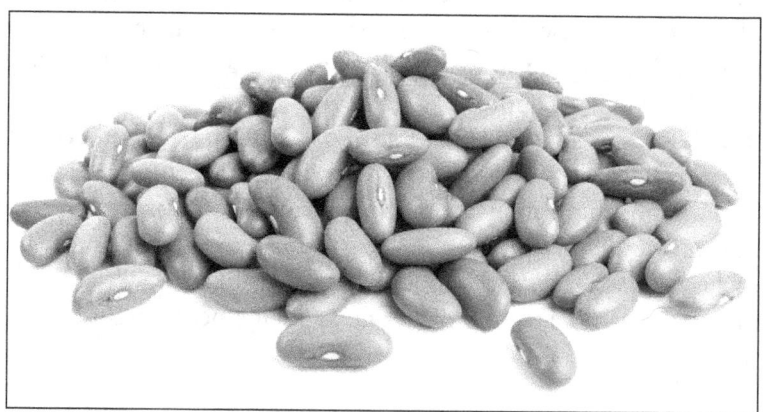

Glucomanano

El glucomanano es una sustancia que se extrae de la raíz de la konjac, planta exótica de origen asiático. Es una fibra dietética que atrae agua y la convierte en gel durante la digestión, esto significa que genera una mayor sensación de saciedad por lo que reduce la cantidad de alimentos ingeridos y ayuda a adelgazar.

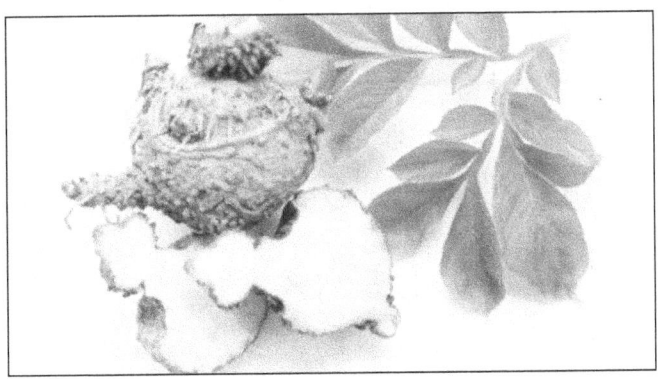

Quitosano o chitosano

El quitosano, derivado de la quitina, es un producto natural que se obtiene de principalmente de los crustáceos. La quitina se encuentra en los caparazones de crustáceos, como cangrejos, camarones y langosta. El uso del quitosano para la pérdida de peso no ha sido suficientemente estudiado, sin embargo, hay autores afirman que con esta sustancia se puede luchar contra la absorción de grasa.

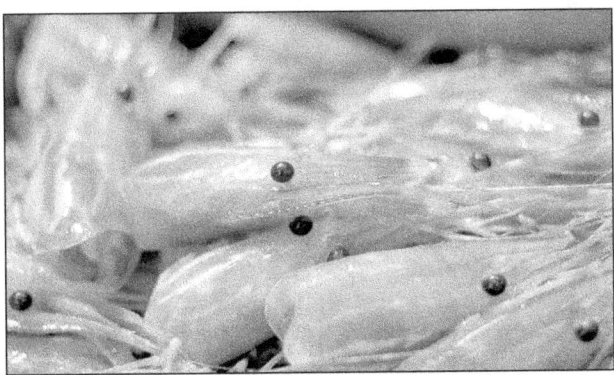

Resveratrol

El resveratrol es un antioxidante. Se encuentra en las uvas rojas, principalmente en la piel y en productos derivados como vino y mosto. Es bueno para acelerar el metabolismo y evitar el crecimiento de las células de grasa.

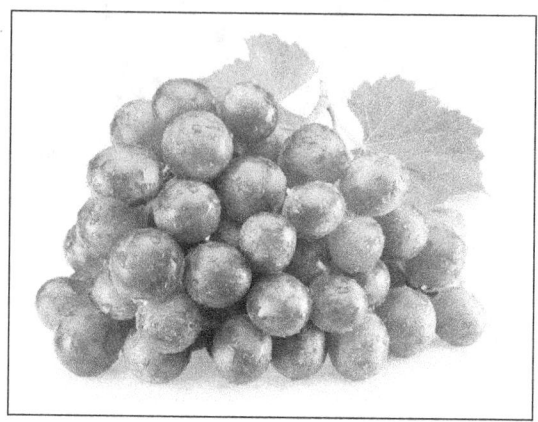

Capsaicina

La capsaicina es una oleorresina; se trata de un componente activo, que se encuentra en los pimientos picantes, y que ayuda a perder peso. Hay estudios que afirman que el compuesto ayuda a acelerar el metabolismo, además de que disminuye el apetito y reduce la grasa.

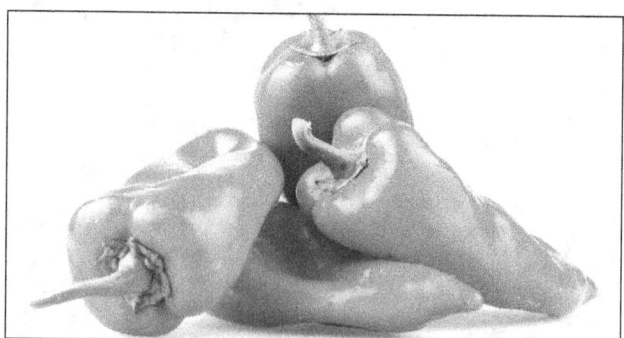

Teanina

La teanina es un aminoácido y un ácido glutámico análogo, encontrado comúnmente en el té (infusiones de *Camellia sinensis*), que puede producir una sensación
de relajación aumentando el nivel de la producción del ácido gamma-aminobu-
tírico, y afecta los niveles del serotonina y de dopamina en el cerebro e inhibe la
toxicidad excitable del ácido glutámico.

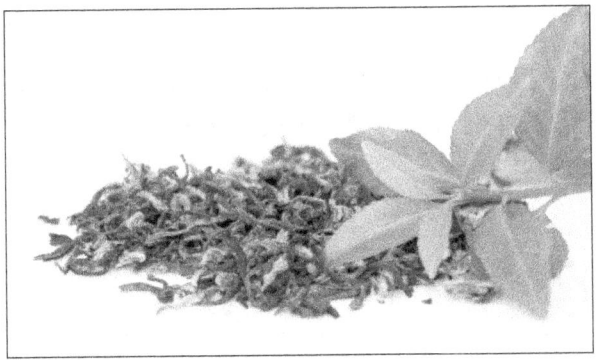

Cafeína

La cafeína es un alcaloide del grupo de las xantinas. Es una sustancia amarga que se
encuentra en el café, el té, algunas bebidas gaseosas, el chocolate, algunas nueces y
ciertas medicinas. Tiene muchos efectos en el metabolismo del cuerpo, incluyendo
la estimulación del sistema nervioso central. Ésta puede hacerlo sentirse más alerta
y aumentar su energía.

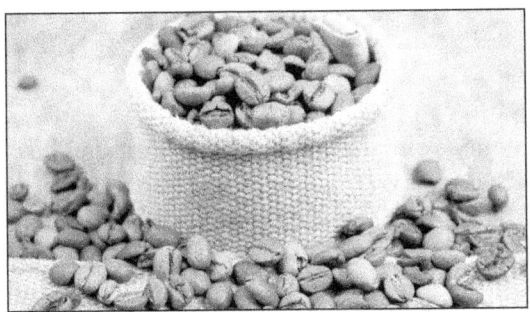

Alimentos para bajar de peso

Agua

El agua es un elemento esencial para mantener nuestras vidas. De hecho, el cuerpo de una persona adulta está compuesta en un 65% de este líquido. Es una gran opción para adelgazar. Es un hecho que consumirla es uno de los factores para tener una buena salud y un buen funcionamiento de nuestro organismo. El agua promueve la quema de grasa en nuestro organismo, grasas que se alojan en distintas partes del cuerpo. Además, nos ayuda a eliminar toxinas. Algunos especialistas aconsejan tomar únicamente agua tibia o a temperatura ambiente, pero ingerir el agua fría provoca que nuestro cuerpo queme grasas.

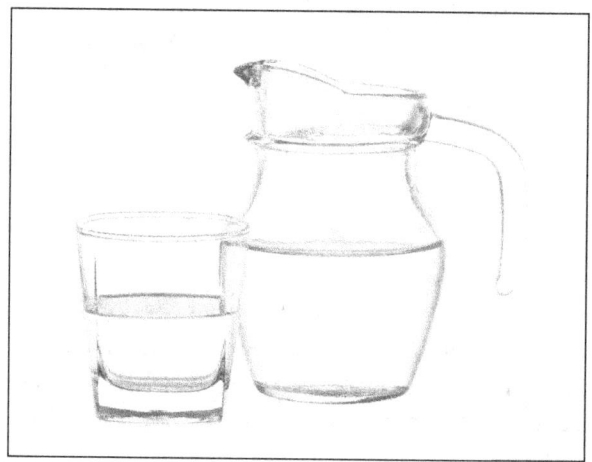

Ajo

El ajo es una planta que se emplea en la cocina como un saborizante natural, entre muchos otros usos. Tiene propiedades que aceleran el metabolismo por lo que su consumo es de gran ayuda para adelgazar y para tener un sistema digestivo sano, en general. Sus beneficios no solo se limitan a bajar de peso, pues también ayudan en la prevención de enfermedades. Su consumo frecuente, puede incidir de manera benéfica en la salud. Se recomienda consumir el ajo por las mañanas, durante el desayuno.

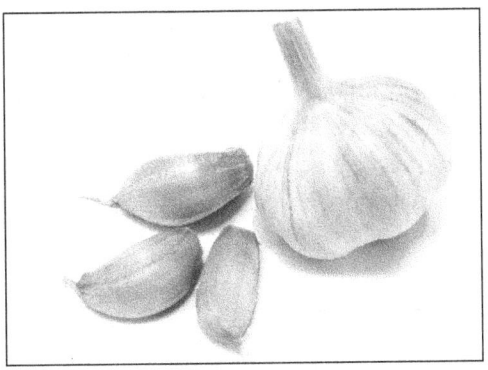

Limón

El limón una fruta comestible de sabor ácido. Es un producto natural muy efectivo para bajar de peso, pues acelera el metabolismo, lo cual nos ayuda a adelgazar y a tener una buena salud intestinal. Se aconseja beber agua de limón caliente, ya que se considera un termogénico muy efectivo que, al beberla ayuda a que nuestro metabolismo queme grasas por medio del calor. Es recomendable beber agua de limón periódicamente.

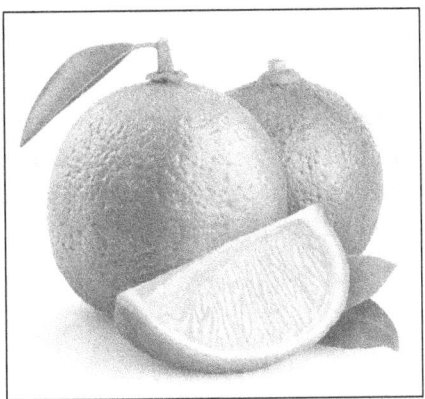

Té de manzanilla

La manzanilla es una hierba perenne muy utilizada para preparar infusiones, para consumo y usos medicinales. Beber té de manzanilla uso para adelgazar es algo que muy pocas personas conocen. Combinada con el agua caliente, mejora la digestión y es un termogénico muy efectivo, al igual que el agua de limón caliente.

Consumir té de manzanilla por lo menos una vez al día es una buena opción para quitarnos los kilitos de más.

Hay que recordar que el efecto de las bebidas calientes, como el agua de limón y el té de manzanilla, puede perder completamente su efectividad si se les agrega azúcar.

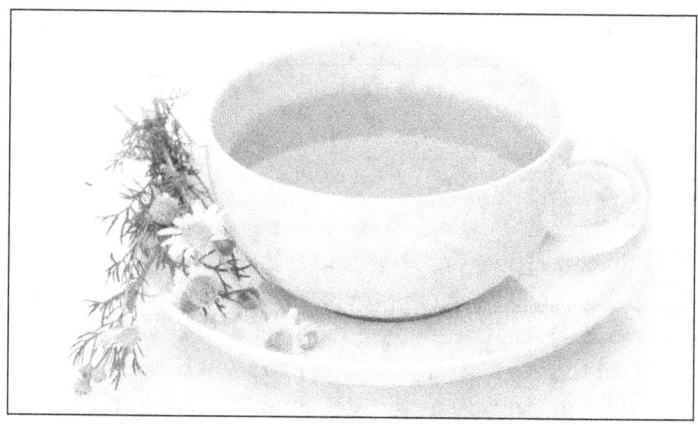

Jugo de zanahoria

La zanahoria es una hortaliza cuya raíz es sabrosa y de textura fibrosa. Se considera que es de gran ayuda para bajar de peso, por los efectos que produce en nuestro organismo, especialmente el estómago. Beber un vaso de jugo de zanahoria por las mañanas nos dará mayor sensación de saciedad.

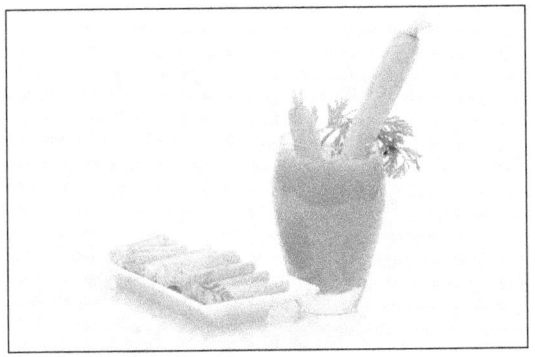

Té verde

Es un tipo de té hecho con hojas de la planta Camellia sinensis que no ha sufrido una oxidación durante su procesado, a diferencia del té negro, ya que las hojas se recogen frescas y después de someterse a la torrefacción, se prensan, enrollan, trituran y se secan. Algunas investigaciones evidencian que sustancias como la teanina, presente en el té verde, aumentan el metabolismo basal y suprimen el apetito. Si bien, beber té verde puede ayudar a perder peso, el abuso en el consumo del mismo no es recomendado, al igual que en todos los alimentos.

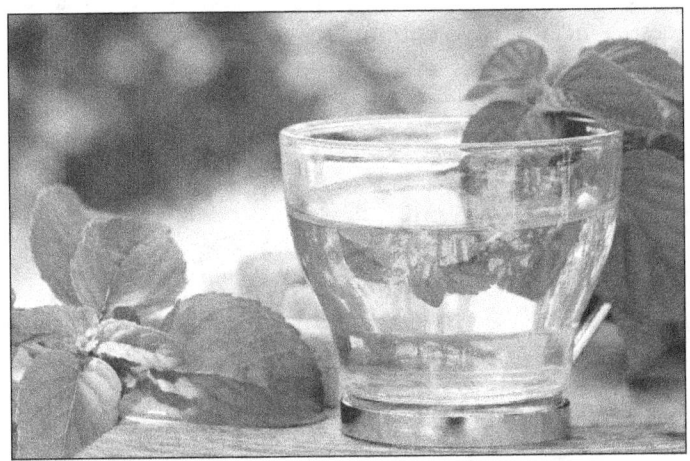

Chía

La chía es una planta nativa del centro y sur de México, Guatemala y Nicaragua. La podemos encontrar en semilla, aceite, y en cápsula. La chía contiene ácidos grasos omega-3, fibra y antioxidantes, y ayuda a perder peso.

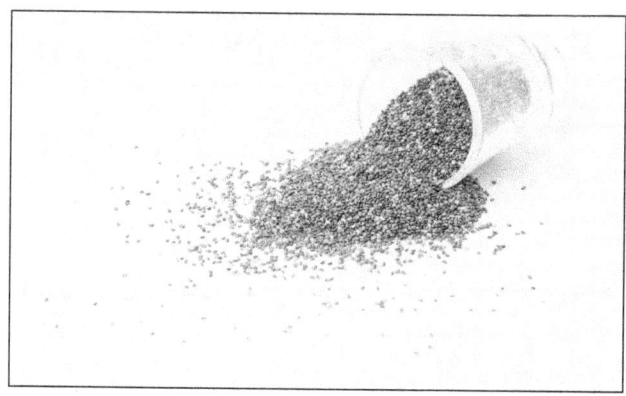

Aceite de coco

El aceite de coco se extrae mediante prensado de la pulpa o la carne de los cocos. Contiene ácidos saturados conocidos como triglicéridos de cadena media; estos aumentan nuestro metabolismo corporal.

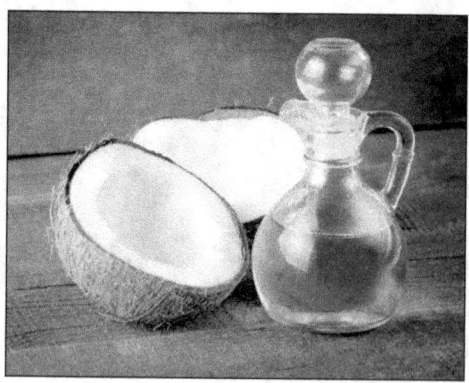

Naranja amarga

El naranjo amargo es un árbol cítrico Utilizado, entre otras cosas, para elaborar suplementos dietéticos pues se considera como un producto que ayuda a perder peso. Los componentes de la naranja amarga pueden estimular el proceso de quema de grasa, al tiempo que aumentan la presión arterial, la frecuencia cardíaca, factores que producen que nuestro cuerpo queme mayor número de calorías.

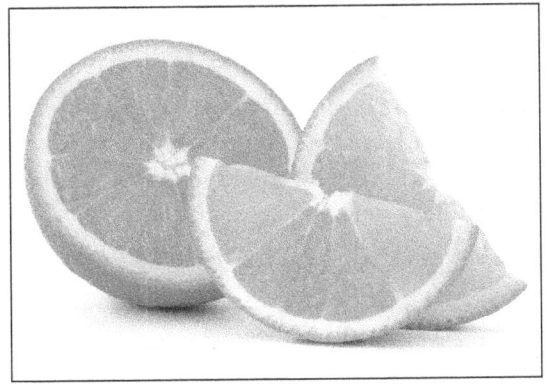

Guaraná

El guaraná es una planta que tiene muchos nutrientes, y es un producto que resulta útil al momento de decidir bajar de peso Uno de los factores que ayudan a la reducción de grasa es el alto índice de cafeína que contiene.

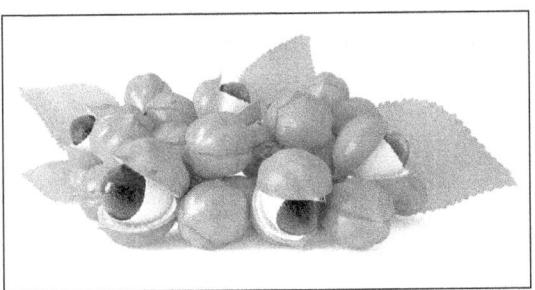

Suplementos

Un suplemento es algo que sirve para completar, aumentar o reforzar una cosa en algún aspecto. Un suplemento alimenticio, o alimentario, es una vitamina, mineral o una hierba que se toma para mejorar su salud o bienestar, cubriendo una deficiencia en la ingesta nutricional. En general, estos suplementos no están destinados a curar o tratar enfermedades o afecciones médicas, a menos que alguna autoridad sanitaria los haya aprobado y clasificado como tal.

En México, por ejemplo, los suplementos dietéticos, suplementos nutricionales o suplementos alimenticios, según la Ley General de salud, son productos elaborados a base de hierbas, extractos vegetales, alimentos tradicionales, deshidratados o concentrados de frutas, adicionados o no, de vitaminas o minerales. Se les presenta en forma farmacéutica y su finalidad de uso es incrementar la ingesta dietética total, complementarla o suplir algún componente.

Entre los ingredientes que debe contener un suplemento, están los siguientes, de acuerdo con la norma mexicana en la materia:

Carbohidratos
Proteínas
Aminoácidos
Ácidos grasos
Metabolitos
Plantas
Algas
Otros que establezca la Secretaría

Las autoridades sanitarias establecen también qué sustancias no puede contener un suplemento, entre ellas están:

150

Procaína
Efedrina
Yohimbina
Germanio
Hormonas animales o humanas
Sustancias farmacológicas reconocidas
Sustancias que representen riesgos para la salud

Con información de: http://www.cofepris.gob.mx/

En el mercado podemos encontrar una gran variedad de suplementos, en pastillas, infusiones, inyectables, prácticamente en todas las formas en que algo pueda entrar en nuestro cuerpo. Los hay de varios tipos y con funciones específicas. Veamos cuáles son sus efectos.

Diuréticos

Los suplementos diuréticos son elaborados principalmente de hierbas como la cola de caballo, la alcachofa, la ortiga o el diente de león y estimulan la función renal y como consecuencia eliminamos más agua y con ella los residuos del organismo. Se trata en realidad de disminuir la retención de líquidos por lo que el peso que se pierde con este tipo de suplementos es por el agua desechada, que si se tiene en exceso es por decir así, benéfico, en caso de no tener exceso de agua, ésta se recupera con el consumo de bebidas y alimentos, por lo que el peso regresa.

Estos suplementos se pueden conseguir en infusiones, pastillas o cápsulas.

Saciantes

Este tipo de suplementos lo que provocan una sensación de saciedad haciendo que disminuya nuestro apetito; la consecuencia es una menor ingesta de alimentos. Están hechos a base de fibra, ya sea soluble o insoluble.

Se recomienda ingerir este tipo de suplementos antes de comer. Se les pueden conseguir en forma de pastillas, polvos o cápsulas.

Laxantes

Los suplementos laxantes están compuestos por sustancias que estimulan el tránsito intestinal facilitando la evacuación. Su uso debe ser de extremo cuidado, ya si bien pueden ser considerados como una ayuda en un estado de estreñimiento, su uso de manera inadecuada puede acabar en una diarrea bastante molestas e insanas. Los más comunes están hechos a base de sustancias como el glucomanano, semillas de lino, cáscara sagrada o frángula

Antes de hacer uso de estos productos, siempre es mejor consultar al médico.

Sustitutivos de la comida

Este tipo de suplementos están pensados para sustituir algunas comidas, como el desayuno o la cena, y se presentan como una opción sana y baja en calorías con una correcta distribución de nutrientes. Sin embargo, por sus características, estos sustitutivos son insuficientes para una comida fuerte. Hay que apuntar que un suplemento de este tipo, solo será eficaz siempre y cuando se conjugue con una dieta supervisada y bien llevada.

Suplementos quema grasas

La función de estos suplementos es quemar mayor o más fácilmente la grasa acumulada o evitar la absorción de la grasa en el intestino. La mayoría contiene sustancias termogénicas que incrementan la quema de calorías, como la cafeína.

¿Cómo acelero mi metabolismo?

Uno de los factores clave para engordar o adelgazar es la velocidad con la que el metabolismo asimila los alimentos ingeridos. Aunque tener un metabolismo más o menos rápido depende de factores como la genética, es un hecho que se puede acelerar de forma natural teniendo los hábitos adecuados. Sabemos que un metabolismo más rápido nos permitirá quemar una mayor cantidad de grasa al día y, por tanto, perder peso.

Conocer la tasa metabólica basal

Para comenzar, es recomendable conocer la tasa metabólica basal (TMB) que, como hemos visto, es el número de calorías diarias que el cuerpo es capaz de quemar de forma natural estando en reposo, Si sabemos cuál es nuestra tasa metabólica, seremos conscientes de cuántas calorías tenemos que consumir para mantenernos en el peso ideal, así como adelgazar o engordar si es necesario.

Para calcular el consumo de calorías hay muchas técnicas y procedimientos. Por ejemplo, muchas de las máquinas del gimnasio incorporan un contador de calorías, lo que puede ayudarnos a ajustar estas cifras. También podemos hacerlo de manera un poco más rústica, pero igual de efectiva. Para calcular la TMB, se puede usar la siguiente fórmula:

Para hombres:
TMB= 66 + (13,8 x peso en kg.) + (5 x altura en cm) - (6,8 x edad en años).
Para mujeres:
TMB= 655 + (9,6 x peso en kg.) + (1,8 x altura en cm) - (4,7 x edad en años).

Calcular el consumo de calorías

El resultado se expresa en kilocalorías que no son otra cosa que las calorías, pero expresadas de manera más formal. Algunos especialistas aconsejan que para obtener la cifra exacta de las colorías que debemos ingerir para no engordar hay que restarle al resultado, como promedio, unas 200 calorías, aunque dependerá del tipo de ejercicio que realicemos. En cambio, si lo que queremos es adelgazar de forma más rápida, perdiendo entre ½ kg y un kg por semana, será suficiente con reducir la ingesta diaria en unas 500 calorías y realizar ejercicio de moderado a intenso.

Alimentación

Se trata de un factor clave en el funcionamiento de nuestro organismo. Lo que comemos es lo que nos hace como personas. Podemos lograr un buen funcionamiento de nuestro metabolismo, teniendo buenos hábitos a la hora de comer, así como priorizando unos determinados alimentos sobre otros. En otras palabras, hay que ser selectivos con lo que comemos. Es importante que se trate de una dieta balanceada, esto es, que no omita ningún nutriente, para evitar descompensaciones y penosos efectos secundarios en el futuro.

Podemos decir que la mayoría de las personas que aumentan de peso, lo hace debido a que su metabolismo es lento, y en gran parte es por el hecho de tener malos hábitos alimenticios. Definitivamente, los alimentos con altos contenidos de grasas y azúcares hacen que ganemos peso en poco tiempo. Sin embargo, también varios hábitos alimenticios influyen en el aumento de peso y el funcionamiento del metabolismo.

A qué hora comer

Por ejemplo, si lo que queremos es acelerar el metabolismo, para empezar debemos tener en cuenta cosas como que el desayuno juega un papel muy importante en su funcionamiento. Quienes se saltan el desayuno, ya sea por falta de tiempo o simplemente porque tienen la creencia de que es una buena forma para perder peso, cometen el grave error. El desayuno ayuda a activar el metabolismo para que funcione correctamente durante el día. Cuando desayunamos nuestro metabolismo se activa y empieza a quemar calorías desde más temprano, pero además, también provoca una sensación de saciedad durante el día, que evitará que comamos en exceso horas más tarde. Es recomendable desayunar como máximo una hora después de habernos levantado.

Comer varias veces al día

Otro factor clave para acelerar el metabolismo es comer sanamente más de tres veces al día. Y es que, cuando nos alimentamos poco, nuestro organismo entra en un estado de alerta como mecanismo de defensa, reservando la mayor cantidad de calorías posibles para la ausencia de alimento. Consumir alimentos en pequeña porciones al día, hace que nuestro metabolismo trabaje constantemente mientras se procesan todos los nutrientes.

Para conseguir esto podemos recurrir a pequeños refrigerios a base de verduras o frutas.

Comer antes de ir a dormir

Aunque parezca que este consejo va en contra de algunos consejos, ingerir hasta 150 calorías unos 30 minutos antes de irse a dormir es un extra para la TMB. Eso sí, advierten algunos, estos resultados sólo son aplicables a las personas que hagan ejercicio físico de forma regular.

Combinar adecuadamente los alimentos

Otro de los consejos que se dan respecto a la alimentación, es aprender a combinar los alimentos, para esto, algunos especialistas sugieren, por ejemplo:

- » No es conveniente mezclar alimentos ricos en proteínas con hidratos de carbono.
- » No se deben combinar los diferentes tipos de hidratos, por ejemplo, no hay que comer pan y tubérculos como la papa.
- » Hay que evitar consumir grasas e hidratos de carbono al mismo tiempo.
- » Por lo general la fruta no combina bien con otros grupos de alimentos, por lo que es mejor consumirla por separado.
- » Las legumbres y hortalizas generalmente se pueden mezclar con todo, excepto con fruta.
- » Las nueces no deben mezclarse con otros alimentos, especialmente con los que tienen proteínas.

Beber más agua

El cuerpo, como ya vimos, está compuesto en gran parte de agua. Mantenerlo bien hidratado es otra de las claves para acelerar el metabolismo. Beber agua ayuda a limpiar y eliminar las toxinas del organismo, evitando con esto que la grasa se acumule. De acuerdo con algunas investigaciones, beber agua puede aumentar en un 30% la tasa metabólica durante la siguiente hora.

Consumir alimentos picantes

Los alimentos picantes como el curry, la pimienta de cayena, la pimienta negra, el comino y, por supuesto, el chile, generan un mayor gasto energético porque provocan un efecto de calor, acelerando la combustión energética, funcionando como un "quema grasas" durante el proceso de digestión.

Ejercicio

Cuando ya conocemos nuestra TMB estamos más conscientes de cuántas calorías debemos consumir para mantenernos en el peso ideal.

Realizar actividad física de forma regular, entre tres y cinco veces por semana, es un factor que incrementa notablemente la tasa metabólica en reposo. De esta manera, nuestro cuerpo será capaz de quemar más calorías.

Existen ejercicios específicos para aumentar la TMB. En su mayoría se trata de rutinas muy completas que combinan los ejercicios aeróbicos, anaeróbicos y de flexibilidad, y que pueden llegar a duplicar la cantidad de calorías quemadas dedicando prácticamente el mismo tiempo.

Tipos de ejercicios	
Ejercicios aerobicos	Aumentan la resistencia cardiovascular. Algunos tipos de ejercicios aeróbicos son el ciclismo, caminar, correr, salir de excursión, o jugar al tenis.
Ejercicios anaeróbicos	Aumentan la fuerza y el volumen del músculo a corto plazo. Entre estos ejercicios están el levantamiento de pesas, carreras cortas a gran velocidad, hacer abdominales, o cualquier ejercicio que precise mucho esfuerzo durante poco tiempo.

Tipos de ejercicios	
Ejercicios de flexibilidad	Mejoran la capacidad de movimiento de los músculos y de las articulaciones. La base fundamental de estos ejercicios es el estiramiento.

Con el ejercicio, hay varios factores que inciden benéficamente en el cuerpo:

» El corazón se hace más fuerte y mejora su eficacia de bombeo y reduce el ritmo cardiaco en reposo.
» Aumenta el número de glóbulos rojos en la sangre, para facilitar el transporte de oxígeno a todas las partes del cuerpo.
» Mejora la respiración facilitando el flujo del aire dentro y fuera de los pulmones.
» Mejora la salud muscular al estimular el crecimiento de los capilares en el músculo.
» Elimina residuos metabólicos molestos del músculo como el ácido láctico.
» Combinado con una dieta sana y un entrenamiento de fuerza apropiado, el ejercicio aeróbico puede ayudar a perder peso.
» Mejora el sistema inmunológico.
» Mejora la salud mental.
» Aumenta la resistencia y reduce la fatiga.

Además, hay aspectos que se sugiere tomar en cuenta, pues son factores que por sí solos aceleran el metabolismo. El principal, es tonificar la musculatura.

Y esto es porque un kilo de músculo llega a multiplicar por nueve la velocidad con la que se queman las calorías, muy por debajo de lo que representa un kilo de grasa. Incluso, aumentar la masa muscular puede ayudar a evitar el descenso del metabolismo relacionado con la edad y con la menopausia.

En el trabajo

Como hemos visto, hay varias opciones para acelerar nuestro metabolismo. Pero, ¿cómo hacerlo si tenemos muchas ocupaciones?

Como ya hemos comentado, la vida laboral es de una dinámica absorbente, por lo que puede parecer que seguir los consejos que hemos planteado en este capítulo implica todo un reto, para hombres y mujeres por igual. Y es que hay cosas que uno no puede dejar por más que quiera, como juntas que se prolongan por horas, comidas fuera de casa; y ni qué decir del cafecito con los compañeros y esos tan frecuentes ataques a la maquinita de dulces para calmar el hambre. Con la persistencia, estos hábitos se vuelven más negativos de lo que pudiéramos prever, y sus consecuencias se hacen notar de manera inmediata: se puede subir ¡hasta un kilo por semana!

Para evitarlo, puede seguir algunos sencillos consejos, que lo ayudarán a mantener un peso sano mientras trabaja. Recuerde que consultar a un nutriólogo para obtener un plan de alimentación personalizado es una excelente opción en estos casos.

Desayunar activa nuestro metabolismo y nos permite concentrarnos durante toda la jornada. Lleve colaciones. Sobre todo si sus horarios no son fijos y puede ser que pase muchas horas sin alimento. Para estos casos una barrita de cereal o una fruta fácil de llevar (como uvas o manzana en tajos) son una buena opción.

Cargue una botella de agua con usted para mantenerse hidratada o hidratado, y de esta manera evitar llegar a la hora de la comida con mucha sed.

Aprenda a comer bien en cualquier lugar, pues incluso en la comida rápida es posible comer saludablemente, todo depende de las combinaciones que elija. Comience con un plato de ensalada para aumentar la sensación de saciedad; prefiera los alimentos asados y horneados, antes que los capeados, empanizados y fritos; escoja solo un tipo de carbohidratos en cada ocasión, por ejemplo, decida entre arroz, frijoles y tortillas, pero no consuma los tres en una sola comida.

Camine en cada oportunidad que tenga. Acostumbre a su cuerpo a estar activo. Estacionarse lo más lejos posible, caminar a la oficina de la persona a la que se necesita pedir o decir algo, en lugar de mandarle un e-mail; ir al baño más lejano; dar una vuelta de 10 minutos después de la comida son algunas opciones saludables.

Vida social

Si estamos en esta lucha por la salud, seguramente, lo primero que pasa por nuestra cabeza cuando nuestros familiares y amigos nos invitan a una reunión, a una fiesta o a salir, es que no podemos porque entonces echaremos por la borda todo lo que hemos conseguido. Nuestra meta es bajar de peso, pero no debe ser un impedimento para poder disfrutar de nuestras actividades de esparcimiento. No se trata de privarse de cosas, simplemente no funciona en el largo plazo ¡Incluso puede hacer más daño que bien!

Antes que nada, es muy importante que se preparare mentalmente para que una vez que esté en el evento, se puede mantener la concentración en el logro de sus metas. Así estará preparado para tomar las mejores decisiones y podrá identificar las opciones saludables aún más fácilmente.

Es muy probable que al asistir a una fiesta, usted se encuentre con alimentos que parezcan enemigos de su propósito. Tal vez no le quede más remedio que consumir galletas, pastel, papas fritas, hamburguesas o pizzas, además de bebidas gaseosas y alcohólicas. Esto claro, a menos que usted lleve su propia comida.

Para no interrumpir su proyecto, puede seguir algunos de los siguientes consejos:

» Aumente el ejercicio ese día, camine antes de la comida o cena. Planee actividades para después de comer, juegue con los niños, de un paseo. Si va a cenar, la actividad posterior está clara, ¡A bailar!

» Coma un algo ligero antes de ir a la reunión, así no llegará con mucha hambre y evitará excederse con los aperitivos.

» Beba dos vasos de agua fría para contraer el estómago y que se sienta satisfecho antes.

» Un truco infalible para no sobrepasarse con la ración, por lo que es recomendable pedir solo la mitad de la cantidad que están sirviendo.

» Si tiene la opción de elegir el platillo, procure comer alimentos cocinados a la plancha, cocidos, o al horno en lugar de fritos.

» Limite la ingesta de pan, siempre funciona ponerlo lo más lejos posible.

» Si es una reunión en un restaurante, es conveniente escoger a cuál se irá. De ser posible, huya de la comida rápida, como hamburguesas o pizzas.

» Si puede, tome agua durante la comida; si no es posible, beba vino tinto, pero no más de dos copas.

Sin embargo, más allá de tener que enfrentarse con estos alimentos, si usted sigue los puntos que ya hemos tratado y elige de manera adecuada los alimentos que consumirá, cuánto comerá, cuidando en no excederse y retoma sus actividades cotidianas para bajar de peso, sin ninguna excusa, seguramente podrá continuar su proyecto sin ningún sobresalto.

¿Una vida sana es más cara?

Con todo lo que hemos visto para tener una vida saludable, pareciera que cambiar los hábitos es algo que, como se dice coloquialmente, puede llegar a costar un ojo de la cara.

Una de las razones por la que las personas siguen malos hábitos es porque consideran que no están al alcance de sus bolsillos, ni se acoplan a sus ocupaciones. Ya sea al elegir lo que va a comer o para realizar una actividad física en particular.

La comida

Cuando uno va a comprar la despensa, algunos productos sugeridos en las dietas y en los programas para bajar de peso, tienen un costo elevado o son difíciles y muy tardados de preparar. Esta es la principal causa de que muchas personas descuiden su alimentación y tengan problema de peso.

Lo que gastamos en alimentación no redunda necesariamente en la calidad alimentaria. Hay que tomar en cuenta otros factores como el modo de preparación y el tiempo de ingesta. A continuación, podemos ver los resultados de la encuesta de gasto de las familias en México, en cuanto al tipo de alimentos que más se compran:

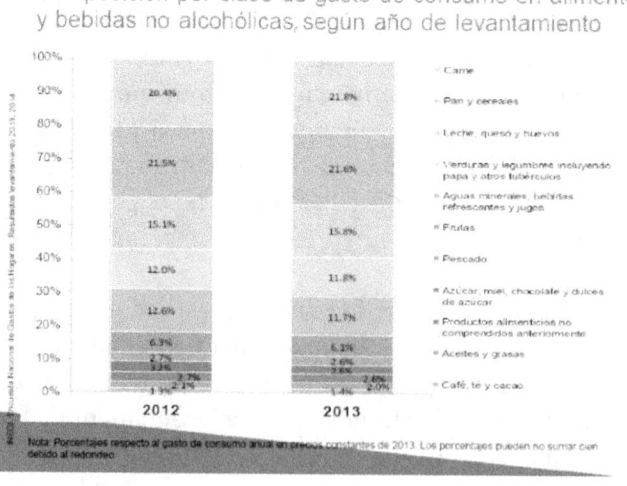

160

Como podemos ver, el mayor gasto se realiza en el consumo de carnes rojas y pollo, además de cereales y pan.

Es un hecho que una alimentación saludable puede tener un costo elevado para muchas personas, sin embargo hay algunos trucos que nos pueden permitir acceder a ella.

En cuanto a la alimentación, la Procuraduría Federal del Consumidor, en su página web, da los siguientes consejos para una alimentación sana a un costo accesible:

Recomendaciones

1. Compare precios en diferentes establecimientos y elija el que más le convenga.
2. Planee sus compras, realice una lista de todos los alimentos que va a utilizar a lo largo de la semana, de esta manera comprará sólo los necesarios y le dará tiempo de revisar precios, marcas y calidad.
3. Consuma alimentos de temporada, pues su precio es más accesible.
4. Combine los tres grupos de alimentos: 1) verduras y frutas, 2) cereales y tubérculos, y 3) leguminosas y alimentos de origen animal.
5. Evite la denominada *fast food*, comida rápida o comida chatarra, pues es baja en contenido nutrimental y alta en carbohidratos y grasas, que si se consumen en exceso generan obesidad y altos niveles de colesterol.
6. Cuide la cantidad de veces que consume tortas, tacos quesadillas y en general todas las garnachas, pues son alimentos ricos en grasas, carbohidratos y muchas veces en sodio, lo que aporta un exceso de calorías a tu cuerpo contribuyendo así a ganar kilitos de más.
7. Cerciórese que la fecha de caducidad de los alimentos no haya pasado, ya que consumir alimentos caducos puede causar enfermedades.
8. Evite en lo posible los alimentos fritos y empanizados. Sustituya el refresco por agua natural.
9. Prepare comidas sanas y nutritivas. El alimentarse adecuadamente lo aleja del médico y de gastos mayores.

**Con información de http://www.profeco.gob.mx/encuesta/brujula/
bruj_2014/bol275_cuanto_gastas.asp**

Actividad física

Una de las razones que en muchas ocasiones nos impide realizar actividad física es el tiempo. Pero además, podemos sumar a esto el costo que puede tener hacer ejercicio o practicar un deporte. Ya sea que pensemos en ir a un gimnasio o practicar un deporte en particular, los insumos para hacerlo "de manera adecuada" suelen estar en niveles estratosféricos.

Aquí, es conveniente aplicar algunos de los consejos que hemos visto. Sí, los consejos alimenticios se aplican también a la actividad física.

Comience por determinar qué tipo de actividad física va a practicar. Puede ser que a usted le guste el futbol, la natación o el tenis. Para cada uno requerirá tener determinados artículos especiales.

Después, vea los insumos que requerirá para hacerlo, con cuáles cuenta ya, y cuáles no son necesarias. Recuerde que a menos que usted sea un deportista profesional, si no está a su alcance en el momento de comenzar con a practicar, no necesitará ese balón con incrustaciones de diamante que anuncian en internet.

Establezca un horario. Al igual que con la comida, es mejor si usted realiza su actividad física en días y horarios determinados. Incluso puede ser que unos días lo haga en la mañana y otros por la tarde. Incluso puede establecer que días no practicará, pues se trata de hacer un hábito constante y duradero.

Por último, diviértase. No se trata de hacer ejercicio que no nos guste, que nos acompleje o que nos lastime, pues esto determinará que siga haciéndolo.

Lo más recomendable, es contar con el apoyo de un instructor capacitado que lo guíe de manera correcta en las rutinas que realice.

Solo yo, ¿y la familia?

Si usted es jefe o jefa de familia y tiene hijos e hijas, o es hijo o hija, es conveniente que comparta con su familia los cambios que planee hacer en su vida para mejorar su peso, y en consecuencia su salud.

Por una parte, está demostrado que afrontar determinadas actividades con aquellos que forman nuestro núcleo social es una de las mejores formas de conseguir las metas que nos proponemos.

En gran parte esto sucede porque cuando compartimos experiencias, metas y propósitos, establecemos lazos afectivos más fuertes con nuestro entorno familiar.

Esto nos ayuda a contar con apoyo para que, en momentos de debilidad, podamos retomar el camino que hemos trazado.

Cuando una persona, por ejemplo un padre o madre de familia, decide hacer cambios en su estilo de vida y no incluye total o parcialmente a su familia, y a los que viven en su casa, es frecuente que termine por abandonar sus intenciones. Esto se debe en gran medida a que aquello que desea cambiar sigue estando presente en su entorno, y forma parte de su vida. Si por ejemplo, hace la despensa, es común que compre aquellos alimentos que ha decidido dejar, y que en casa se cocinen estos alimentos, y que termine consumiéndolos. O si planea realizar una actividad física, es probable que si no tiene alguien con quien realizarla de inicio, abandone por completo la idea.

A continuación, podemos ver algunos consejos que serán de utilidad para seguir un plan familiar:

- » Es adecuado evitar las comidas fuera de casa e intentar limitar las mismas a ocasiones especiales, al igual que evitar la ingesta de comida rápida.
- » Hay que evitar regalar o recompensar con alimentos, así como también, usar las comidas como castigo.
- » Es conveniente crear un ambiente favorable para adelgazar. Para esto, por ejemplo, pueden eliminarse o reducirse los alimentos calóricos del refrigerador
- » Se pueden cambiar los métodos de cocción y elaboración de los alimentos por alternativas con menos grasa.
- » Busquen incentivar a todos a moverse más, por ejemplo, organizando salidas y paseos en familia, invitando a montar bicicleta o a lavar el auto, hacer tareas domésticas, etcétera.
- » En la medida de lo posible, trate de comer en familia y en horarios regulares. Asimismo, es de utilidad no llevar a la mesa toda la comida, sino servir en cada plato, y no colocar el salero ni todo el pan en la mesa, por ejemplo.

Al poner estos consejos en práctica, es más fácil que la familia en su conjunto logre hábitos saludables.

Opciones para realizar actividad física

Numerosos estudios revelan que a mayor número de horas de inactividad física, mayor es el riesgo de ser obeso y de tener colesterol elevado e hipertensión. Por ello se recomienda realizar actividades que impliquen los juegos en conjunto y el ejercicio aérobico.

Los niveles de inactividad física son elevados en prácticamente todos los países, tanto desarrollados como en desarrollo. Según la OMS, más de la mitad de los adultos tiene una actividad insuficiente. Como ya comentamos, en las grandes ciudades la inactividad es un problema de índole mayor.

De hecho, la inactividad es el cuarto factor de riesgo en lo que respecta a mortalidad mundial (con el 6% de las muertes en todo el mundo).

Como ya hemos visto, Un nivel adecuado de actividad física regular en los adultos puede reducir el riesgo de hipertensión, cardiopatía coronaria, accidente cerebrovascular, diabetes, cáncer de mama y de colon, depresión y caídas. Además, mejora la salud ósea y funcional, y es un factor determinante del gasto energético, y es por tanto fundamental para el equilibrio calórico y el control del peso.

Algo importante es que la "actividad física" no debe confundirse con el "ejercicio" que sólo es una variedad de actividad física planificada relacionada con el mejoramiento de uno o más componentes de la aptitud física. La actividad física abarca el ejercicio, pero también otras actividades que entrañan movimiento corporal y se realizan como parte de los momentos de juego, del trabajo, de formas de transporte activas, de las tareas domésticas y de actividades recreativas.

En la actualidad, existen muchas alternativas para practicar una actividad física adecuada.

¿Actividad moderada o actividad vigorosa?

La intensidad con la que realicemos la actividad física se refleja en la velocidad en la que se realiza la actividad, o la magnitud del esfuerzo que se requiere para realizar un ejercicio o actividad. Se puede estimar preguntándose cuánto tiene que esforzarse una persona para realizar esa actividad.

La intensidad de las diferentes formas de actividad física varía de una persona a otra; depende, por ejemplo, de lo ejercitado que esté cada uno y de su forma física.

La Organización Mundial de la Salud elaboró un cuadro con los tipos de actividad física y su intensidad:

Actividad física moderada (aproximadamente 3-6 MET)

Requiere un esfuerzo moderado, que acelera de forma perceptible el ritmo cardiaco.
Los ejemplos de ejercicio moderado son los siguientes:

- » Caminar a paso rápido,
- » Bailar,
- » Llevar a cabo actividades de jardinería,
- » Tareas domésticas,
- » Caza y recolección tradicionales,
- » Participar activamente en juegos y deportes con niños y paseos con animales domésticos,
- » Llevar a cabo trabajos de construcción generales (p. ej., hacer tejados, pintar, etcétera),
- » Desplazamiento de cargas moderadas (<20 kg).

Ejemplos de actividad física intensa (aproximadamente > 6 MET)

Requiere una gran cantidad de esfuerzo y provoca una respiración rápida y un aumento sustancial de la frecuencia cardíaca.
Se consideran ejercicios vigorosos:

- » Footing,
- » Ascender a paso rápido o trepar por una ladera,
- » Desplazamientos rápidos en bicicleta,
- » Aerobic,
- » Natación rápida,
- » Deportes y juegos competitivos (p. ej., juegos tradicionales, fútbol, voleibol, hockey, baloncesto),
- » Trabajo intenso con pala o excavación de zanjas,
- » Desplazamiento de cargas pesadas (>20 kg).

*A menudo se utilizan los equivalentes metabólicos (MET) para expresar la intensidad de las actividades físicas. Los MET son la razón entre el metabolismo de una persona durante la realización de un trabajo y su metabolismo basal. Un MET se define como el costo energético de estar sentado tranquilamente y es equivalente a un consumo de 1 kcal/kg/h. Se calcula que, en comparación con esta situación, el consumo calórico es unas 3 a 6 veces mayor (3-6 MET) cuando se realiza una actividad de intensidad moderada, y más de 6 veces mayor (> 6 MET) cuando se realiza una actividad vigorosa.

**Con información de http://www.who.int/dietphysicalactivity/
physical_activity_intensity/es/**

Conceptos relacionados con la actividad física. Lo que debe saber antes de empezar:

La condición física

Hay que realizar la distinción entre la condición física relacionada con la salud y la condición física para lograr un rendimiento deportivo. Y es que no la condición física que se requiere es distinta. Cuando se trata de la salud, se hace referencia específica a aquellos aspectos que se asocian con la buena o mala salud, por ejemplo usted tiene una buena condición física aeróbica y una cantidad relativamente baja de grasa corporal, no necesariamente está listo para correr un maratón, pero cuenta con una buena protección frente a las enfermedades.

Es diferente de la condición física que se requiere en una determinada especialidad para lograr un rendimiento físico óptimo pues cada disciplina requiere un equilibrio diferente en cada aspecto físico. Por ejemplo, la persona que practica gimnasia requiere de un elevado nivel de agilidad y de flexibilidad, mientras que la natación competitiva de larga distancia exige un alto grado de preparación aeróbica.

Las adaptaciones corporales que son el resultado de un entrenamiento para un deporte específico generalmente otorgan asimismo a los atletas unos significativos beneficios para la salud.

Cantidad de actividad física

La calidad de la actividad física que una persona realiza depende de los siguientes factores:

» Frecuencia
» Intensidad
» Tiempo
» Tipo

La frecuencia o nivel de repetición es la cantidad de veces que la persona realiza actividades físicas, regularmente se entiende como el número de veces a la semana que se realiza.

La intensidad se refiere al nivel de esfuerzo que implica la realización de la actividad física. A menudo se clasifica como leve, moderada o vigorosa.

El tiempo se refiere a la duración de cada sesión de actividad física.

El tipo es la modalidad específica de ejercicio que la persona realiza (por ejemplo, correr, nadar, etc.).

Entender estos factores nos permite entender cómo se puede variar la "dosis" de actividad física que realizamos. Considerarlos nos permitirá determinar el gasto de energía que hemos realizado en cada sesión. Es evidente que si la actividad física es más intensa, la persona puede gastar calorías a una velocidad más elevada, lo que puede reducir la cantidad de tiempo necesaria para quemar una cantidad determinada de calorías.

Ya en otros niveles de formación importantes hay otros elementos que se deben tomar en cuenta y son:

» Sobrecarga: es la carga o cantidad de resistencia aplicada para cada ejercicio, lo que implica una tensión o carga más elevada para el cuerpo, en comparación con aquella a la que está acostumbrado, y se realiza con el fin de mejorar la condición física.

» Progresión: es la forma en la que una persona debe aumentar la sobrecarga. Con frecuencia denominada sobrecarga progresiva y se trata de un aumento gradual, ya sea en la frecuencia, en la intensidad, en el tiempo o una combinación de los tres componentes. La progresión debe ser gradual para ser segura. Una progresión demasiado rápida puede provocar lesiones o una fatiga innecesaria, lo que puede resultar desalentador o hacer que la persona abandone la actividad.

¿Con qué intensidad realizo la actividad física?

Al comenzar con su actividad física, usted puede hacer uso de algunos métodos para medir la intensidad de la actividad que está realizando.

El "test de hablar". La prueba de la capacidad para hablar con el fin de medir la intensidad es sencilla:

> **Intensidad leve:** una persona que realiza una actividad física de intensidad leve debe ser capaz de cantar o de mantener una conversación mientras lleva a cabo la actividad. Algunos ejemplos de una actividad de intensidad leve son pasear o limpiar.

> **Intensidad moderada:** una persona que realiza una actividad física de intensidad moderada debe ser capaz de mantener una conversación mientras la realiza, pero con cierta dificultad. Algunos ejemplos de actividad física de intensidad moderada pueden ser andar a paso ligero, montar en bicicleta o bailar.

> **Intensidad vigorosa:** si una persona jadea o se queda sin aliento y no puede mantener una conversación con facilidad, la actividad puede ser considerada como vigorosa. Ejemplos de actividad vigorosa son trotar o correr de forma lenta y sin prisa o los deportes como el baloncesto y la natación.

En la siguiente tabla, podrá ver cuál es la intensidad de algunas actividades, así como el gasto energético realizado.

Intensidades y gasto energético de los tipos más habituales de la actividad física			
Actividad	Intensidad	Intensidad (MED)	Gasto de energía (equivalente en Kcal para una persona de 30 kg que realiza la actividad durante 30 min.
Planchar	Leve	2.3	35
Limpiar y quitar polvo	Leve	2.5	37
Andar o pasear a 3-4 km/h	Leve	2.5	37
Pintar/decorar	Moderada	3.0	45
Andar a 4-6 Km/h	Moderada	3.3	50
Pasar la aspiradora	Moderada	3.5	53
Golf (caminando, sacando palos)	Moderada	4.3	65
Bádminton (por diversión)	Moderada	4.5	68
Tenis (dobles)	Moderada	5.0	75
Andar a piso ligero, a <6 km/h	Moderada	5.0	75
Cortar el césped	Moderada	5.5	83
Ir en bicicleta a 16-19 km/h	Moderada	6.0	90
Baile aeróbico	Vigorosa	6.5	93
Ir en bicicleta 19-22 km/h	Vigorosa	8.0	120
Nadar estilo crol lento, a 45 m/min	Vigorosa	8.0	120
Tenis (individuales)	Vigorosa	8.0	120
Correr a 9-10 km/h	Vigorosa	10.0	150
Correr a 10-12 km/h	Vigorosa	11.5	173
Correr a 12-14 km/h	Vigorosa	13.5	203

Fuente: http://www.msssi.gob.es/ciudadanos/proteccionSalud/adultos/ actiFisica/docs/capitulo1_Es.pdf

¿Qué tipo de actividad me conviene?

Como ya habíamos visto, hay diferentes tipos de actividad, y se clasifican de acuerdo con su impacto en nuestra condición física. A continuación veamos una clasificación más específica, para poder tomar mejores decisiones.

Actividades cardiovasculares o aeróbicas

Las actividades cardiovasculares son también conocidas como cardiorrespiratorias o aeróbicas, porque requieren un mayor consumo de oxígeno a nivel muscular, por lo que el corazón y los pulmones trabajan más. La resistencia cardiovascular es la capacidad de nuestro cuerpo para llevar a cabo tareas que requieren la utilización de grandes grupos musculares durante períodos de tiempo relativamente prolongados, esto es de varios minutos o más. Al realizar un ejercicio repetido de resistencia, nuestro corazón y nuestros pulmones se adaptan progresivamente con el fin de ser más eficaces y de proporcionar a los músculos que trabajan la sangre oxigenada que necesitan para realizar la tarea.

Se puede mejorar la resistencia cardiovascular practicando actividades continuas como caminar, correr, nadar, montar en bicicleta o bailar.

Al realizar este tipo de actividades, es importante recordar que:

» Se debe empezar gradualmente, aplicando una intensidad y una duración relativamente bajas, que aumenten a medida que se mejora la condición física.

» Las actividades físicas tienen factores de riesgo, por lo que es muy recomendable el uso del correspondiente equipo de seguridad, si usted va a practicar ciclismo, es recomendable el uso casco.

» Si padece algún trastorno médico, consulte a un médico o a un especialista de la actividad física antes de comenzar con la actividad.

Actividades de fuerza y resistencia muscular

La fuerza muscular es la capacidad del músculo para generar tensión y superar una fuerza contraria. La resistencia muscular es la capacidad del músculo para mantener su tensión o sus contracciones durante un período prolongado de tiempo. Utilizamos la fuerza y la resistencia muscular cuando empujamos, tiramos, levantamos algún objeto o transportamos cosas. Las actividades realizadas con este fin, fortalecen los músculos y los huesos.

Para realizar actividades de fuerza y de resistencia muscular podemos recurrir a los siguientes medios:

» Con el propio peso de la persona (saltar a la cuerda, escalada, fondos de brazos, etcétera).

» Con el peso de un compañero (carreras de carretillas, juego de la cuerda, lucha con un amigo, etcétera).

» Con objetos que impliquen soportar peso al cargarlos o aplicar una fuerza similar al lanzarlos, para esto se puede recurrir a actividades como lanzar la pelota, remar, levantar pesas en un gimnasio, transportar objetos, etcétera.

Es importante tener en cuenta las siguientes recomendaciones cuando se llevan a cabo actividades de fuerza y de resistencia muscular:

» Se debe progresar de forma razonable: si nunca se ha practicado este tipo de actividades, debe empezar aprendiendo primero la técnica adecuada y con una resistencia leve, a fin de evitar dolores y lesiones musculares.

» Para realizar actividades de fuerza no es necesario que levante pesas: existen muchas actividades que utilizan la fuerza muscular sin necesidad de utilizar estos accesorios. Para esto, puede realizar actividades en las que ha de soportar su peso corporal, como los fondos de brazos, la escalada o actividades gimnásticas, o puede utilizar bandas elásticas.

» Las actividades de fuerza con un peso o una resistencia excesivos pueden ser perjudiciales durante la infancia y se pueden dañar los huesos y los cartílagos de crecimiento.

» Si se tienen dudas, siempre es buena idea consultar a un experto.

Actividades de flexibilidad

La flexibilidad es la cualidad física básica que nos permite alcanzar el máximo grado de movimiento posible de una articulación. Depende del tipo de articulación o articulaciones implicadas y de la elasticidad de los músculos y del tejido conectivo (por ejemplo, los tendones y los ligamentos) que rodean la articulación o articulaciones. La flexibilidad resulta beneficiosa para todas las actividades físicas y se relaciona con flexiones, desplazamientos, contorsiones, extensiones y estiramientos.

171

Algunas actividades como el estiramiento suave de los músculos, la gimnasia, las artes marciales, el yoga, el método Pilates, o cualquier actividad que trabaje el músculo en toda su gama completa de movimientos, mejoran la flexibilidad.

Cuando se realizan actividades de flexibilidad es importante recordar que:

>> Se requiere tiempo lograr mejoras significativas en la flexibilidad.
>> Nunca hay que realizar estiramientos hasta el punto en el que se sienta dolor y los movimientos siempre se deben llevar a cabo de forma controlada, sin rebotes ni tirones.
>> Se deben realizar estiramientos, preferentemente varias veces a la semana o, incluso, diariamente.
>> La flexibilidad se pierde fácilmente si no se trabaja continuamente y es diferente en hombres y mujeres (de hecho, con frecuencia es más elevada en el caso de ellas) y que durante las distintas fases del crecimiento hay reducciones significativas de la misma.
>> Una buena flexibilidad puede ayudar a evitar las lesiones.
>> La flexibilidad disminuye a medida que nuestra edad aumenta.
>> Es mejor realizar estiramientos cuando los músculos y las articulaciones se encuentran calientes y son más flexibles. Lo mejor es hacerlos después del calentamiento o una vez concluida la actividad física como parte de la relajación.

Actividades de coordinación

La coordinación motriz es la capacidad para utilizar el cerebro y el sistema nervioso al mismo tiempo que el sistema locomotor.

Las actividades que desarrollan una mejor coordinación son:

>> Las de equilibrio corporal como caminar sobre una barra de equilibrio o mantener el equilibrio sobre una pierna.
>> Las rítmicas como bailar.
>> Las relacionadas con la conciencia cinestésica y la coordinación espacial, como aprender a dar un salto mortal o un nuevo paso de baile.

La cinestesia, también llamada kinestesia o quinestesia,
estudia el movimiento humano. Se relaciona con el esquema corporal,
el equilibrio, el espacio y el tiempo.

» Las relacionadas con la coordinación entre la vista y los pies, como las patadas al balón o los regates en el fútbol.
» Las relacionadas con la coordinación entre la mano y el ojo, como los deportes de raqueta, o el lanzamiento o recogida de una pelota.

Es importante tener en cuenta los siguientes criterios en relación con este tipo de actividades:

» Hay que ser prudente para evitar las caídas y otros accidentes.
» La curva de aprendizaje de estas capacidades es diferente para cada persona: unos aprenden mucho más rápido que otros.

¿Cuánta actividad y a qué edad?

La OMS recomienda que, de acuerdo con la edad, se realicen distintos tipos de actividad física, con el fin de tener un mejor consumo de energía.

La actividad física en los jóvenes y niños

¿Qué tipo de actividad física deben realizar los nínos y jóvenes de entre 5 y 17 años? Uno podría pensar que en este rango de edad no hay sedentarismo. Sin embargo, para nuestra mala fortuna no es así. En la actualidad, los niños y los jóvenes tienen menor actividad física, ya sea porque están en contacto con más elementos que los separan de esta, como los videojuegos, las computadoras o los teléfonos celulares. Y es que pareciera que con tantos aparatos, ya no tienen necesidad de moverse, ni siquiera para comer.

En esta etapa se recomienda principalmente la práctica de juegos, deportes, desplazamientos, actividades recreativas, educación física o ejercicios programados.

Es recomendable que se realicen en el contexto de la familia, pero también en la escuela.

En estas edades, lo que se busca es mejorar las funciones cardiorrespiratorias, musculares y la salud ósea. Para esto se emiten los siguientes consejos:

» Realizar como mínimo, 60 minutos diarios de actividades físicas de intensidad moderada a vigorosa.
» Realizar actividad física en su mayor parte de tipo aeróbico. Conviene que por lo menos tres veces por semana haga actividades vigorosas que refuercen los músculos y los huesos.

Si el niño, o el joven, es inactivo, se recomienda que su actividad física tenga un aumento progresivo. Es conveniente empezar con una actividad ligera y aumentar gradualmente el tiempo, la duración, la frecuencia y la intensidad.

Aun si el niño no realiza ninguna actividad física, cualquier actividad inferior a los niveles recomendados será más beneficiosa que no hacer nada en absoluto.

Los efectos que tiene la actividad física en los jóvenes es la siguiente:

» Desarrollar un aparato locomotor (huesos, músculos y articulaciones) sano.
» Desarrollar un sistema cardiovascular (corazón y pulmones) sano.
» Aprender a controlar el sistema neuromuscular (coordinación y control de los movimientos).
» Mantener un peso corporal saludable.

La actividad física se ha asociado también a efectos psicológicos beneficiosos en los jóvenes, gracias a un mejor control de la ansiedad y la depresión.

Asimismo, la actividad física contribuye al desarrollo social, al tiempo que brinda la oportunidad de expresarse y el fomento de la autoconfianza, la interacción social y la integración.

La actividad física en estas edades pueden ser factores que ayuden a que los jóvenes activos adopten con más facilidad otros comportamientos saludables, y eviten el consumo de tabaco, alcohol y drogas.

La actividad física en los adultos

Al comenzar la edad adulta, una persona cambia no solo físicamente. Sabemos que los 18 años es la edad en la que el cuerpo deja de crecer, o sea que ha alcanzado su máxima estatura (aunque no su máximo peso, ese puede seguir creciendo), y sus órganos alcanzan su madurez. Pero también, en muchas ocasiones, se tienen cambios sociales, puede ser que se comience a trabajar, la carga escolar aumenta, los comportamientos sociales cambian, pues, literalmente, de un día para otro, al menos en lo que concierne a la ley, se tiene la posibilidad de hacer casi todo. Y no es que no se haga en la etapa previa, sino que ya no se tiene restricciones de ningún tipo.

En esta etapa, se sugiere realizar actividad física con el fin de mejorar las funciones cardiorrespiratorias y musculares, además de la salud ósea. Para esto se recomienda:

» Dedicar como mínimo 150 minutos semanales a la práctica de actividad física aeróbica de intensidad moderada; 75 minutos de actividad física aeróbica vigorosa; o bien una combinación equivalente de actividades moderadas y vigorosas.

» Practicar a actividad aeróbica en sesiones de 10 minutos de duración, como mínimo.

» Que, a fin de obtener aún mayores beneficios para la salud, los individuos de este grupo de edades aumenten hasta 300 minutos por semana la práctica de actividad física moderada aeróbica, o bien hasta 150 minutos semanales de actividad física intensa aeróbica, o una combinación equivalente de actividad moderada y vigorosa.

» Dos veces o más por semana, realicen actividades de fortalecimiento de los grandes grupos musculares.

Estas recomendaciones se aplican a todos los adultos sanos de 18 a 64 años, salvo que coincidan dolencias médicas específicas que aconsejen lo contrario. Son válidas para todos los adultos independientemente de su sexo, raza, origen étnico, o nivel de ingresos. También se aplican a las personas que estando en ese margen de edad sufren enfermedades crónicas no transmisibles no relacionadas con la movilidad, tales como hipertensión o diabetes.

Hay muchas maneras de acumular el total de 150 minutos semanales.

Una manera de alcanzar esta meta es realizar alguna actividad, incluida la posibilidad de dedicar a esas actividades intervalos más breves, al menos de 10 minutos cada uno, espaciados a lo largo de la semana, y sumar luego esos intervalos: por ejemplo, 30 minutos de actividad de intensidad moderada, cinco veces a la semana.

Los adultos inactivos o con enfermedades limitantes verán mejorada también su salud en alguna medida si pasan de la categoría "sin actividad" a la de "cierto nivel" de actividad.

Los efectos benéficos de la actividad física en los adultos se verán reflejados en varios aspectos de su vida cotidiana. En comparación con las personas inactivas, las que tienen la actividad física recomendada:

» Presentan menores tasas de mortalidad por todas las causas, cardiopatía coronaria, hipertensión, accidentes cerebrovasculares, diabetes de tipo 2, síndrome metabólico, cáncer de colon y mama, y depresión;
» Probablemente tienen un menor riesgo de fractura de cadera o columna;
» Presentan un mejor funcionamiento de sus sistemas cardiorrespiratorio y muscular, y
» Mantienen más fácilmente el peso, y tienen una mejor masa y composición corporal.

La actividad física en los adultos mayores

Para los adultos mayores de 65 años, la actividad física puede consistir en actividades recreativas o de ocio, desplazamientos (por ejemplo, paseos caminando o en bicicleta), actividades ocupacionales (cuando la persona todavía desempeña actividad laboral), tareas domésticas, juegos, deportes o ejercicios programados en el contexto de las actividades diarias, familiares y comunitarias.

Con el fin de mejorar las funciones cardiorrespiratorias y musculares y la salud ósea y funcional, y de reducir el riesgo de ENT, depresión y deterioro cognitivo, se recomienda que:

» Dediquen 150 minutos semanales a realizar actividades físicas moderadas aeróbicas, o bien algún tipo de actividad física vigorosa aeróbica durante 75 minutos, o una combinación equivalente de actividades moderadas y vigorosas.

- » La actividad se practicará en sesiones de 10 minutos, como mínimo.
- » Que, a fin de obtener mayores beneficios para la salud, los adultos de este grupo de edades dediquen hasta 300 minutos semanales a la práctica de actividad física moderada aeróbica, o bien 150 minutos semanales de actividad física aeróbica vigorosa, o una combinación equivalente de actividad moderada y vigorosa.
- » Que los adultos de este grupo de edades con movilidad reducida realicen actividades físicas para mejorar su equilibrio e impedir las caídas, tres días o más a la semana.
- » Se realicen actividades que fortalezcan los principales grupos de músculos dos o más días a la semana.

Cuando los adultos de mayor edad no puedan realizar la actividad física recomendada debido a su estado de salud, se pueden mantener físicamente activos en la medida en que se lo permita su estado.

Los adultos mayores pueden acumular el total de 150 minutos semanales de diversas maneras. La meta de totalizar 150 minutos de actividad se puede conseguir a base de intervalos de al menos 10 minutos cada uno a lo largo de la semana, por ejemplo realizando 30 minutos de actividad de intensidad moderada cinco veces a la semana.

Los adultos mayores inactivos o con enfermedades limitantes verán mejorada también su salud en alguna medida si pasan de la categoría "sin actividad" a la de "cierto nivel" de actividad. Los adultos mayores que no siguen las recomendaciones de realización de actividad física deberían intentar aumentar la duración, la frecuencia y, finalmente, la intensidad como meta para cumplirlas.

En general, la evidencia disponible demuestra de forma contundente que, en comparación con los adultos mayores menos activos, hombres y mujeres, las personas mayores físicamente activas:

- » Presentan menores tasas de mortalidad por todas las causas, cardiopatía coronaria, hipertensión, accidentes cerebrovasculares, diabetes de tipo 2, cáncer de colon y de mama, y depresión, un mejor funcionamiento de sus sistemas cardiorrespiratorio y muscular, y una mejor masa y composición corporal.
- » Tienen un perfil de biomarcadores más favorable para la prevención de las enfermedades cardiovasculares, la diabetes de tipo 2 y la mejora de la salud ósea, y presentan una mayor salud funcional, un menor riesgo de caídas,

unas funciones cognitivas mejor conservadas, y un menor riesgo de limita-ciones funcionales moderadas y graves.

Dichos y desmentidos sobre la actividad física

Como en todos los aspectos de la vida, en cuestión de actividad física existen varias ideas preconcebidas que tienden a estereotipar su práctica.

Primera afirmación: Mantener la actividad física resulta muy caro.

Desmentido: Ya sea por la mercadotecnia, o por la influencia de otras personas, se piensa que para practicar alguna disciplina o realizar algún tipo de actividad, se necesitan equipos, ropas y zapatos especiales, y a veces incluso hay que pagar por el uso de las instalaciones deportivas.

La actividad física se puede realizar prácticamente en cualquier sitio y no requiere equipo necesariamente, salvo algunas excepciones.

Cargar la compra, madera, libros o niños son buenas actividades físicas com-plementarias, igual que subir escaleras en vez de utilizar el ascensor. La actividad física más practicada y recomendada (caminar) es totalmente gratuita. Algunas zonas urbanas disponen de parques, paseos marítimos u otras zonas peatonales ideales para caminar, correr o jugar. No es imprescindible acudir a un gimnasio, piscina u otra instalación deportiva especial para mantenerse físicamente activo.

Segunda afirmación: Estoy muy ocupado y la actividad física requiere de mucho tiempo.

Desmentido: Para mejorar y mantener su salud bastan 30 minutos de actividad física de intensidad moderada 5 días por semana.

Sin embargo, esto no significa que la actividad física deba realizarse siempre durante 30 minutos seguidos. Puede irse acumulando a lo largo del día: por ejem-plo, 10 minutos de caminata a paso rápido tres veces al día, o 20 minutos por la mañana y otros 10 más tarde. Estas actividades pueden incorporarse a sus rutinas diarias: laborales, escolares, domésticas o lúdicas. Gestos simples como subir por las escaleras, ir al trabajo en bicicleta o salir del autobús dos paradas antes de su destino final y hacer el resto del trayecto a pie van acumulando actividad física a lo largo del día y pueden formar parte de las actividades diarias.

Aunque esté muy ocupado siempre puede encontrar en sus rutinas diarias 30 minutos para realizar una actividad física que mejorará su salud.

Tercera afirmación: Por su naturaleza, los niños tienen mucha energía. Nunca están quietos, así que no hay necesidad de enseñarles a tener actividad física. Ya están muy activos.

Desmentido: Los niños en edad escolar deben acumular al menos 60 minutos diarios de actividad física de intensidad moderada o vigorosa para garantizar su desarrollo saludable. Sin embargo, la actividad física de los jóvenes está disminuyendo en todo el mundo, y sobre todo en las zonas urbanas pobres. Se calcula que más de dos terceras partes de los jóvenes no tienen una actividad física suficiente para beneficiar su salud y bienestar actuales y futuros.

Esta reducción se debe en gran medida al aumento del sedentarismo. Por ejemplo, los niños cada vez van menos al colegio andando o en bicicleta y pasan demasiado tiempo viendo la televisión y jugando con la computadora o utilizándola con otros fines, a menudo a expensas del tiempo dedicado a la actividad física y los deportes. La educación física y otras actividades físicas realizadas en la escuela también están disminuyendo. Cabe destacar que los hábitos de actividad física y los modos de vida saludables adquiridos durante la infancia y la adolescencia tienen más probabilidades de mantenerse a lo largo de toda la vida.

Cuarta afirmación: La actividad física es para quien está en la flor de la vida. A mi edad no tengo que preocuparme con eso.

Desmentido: Se ha demostrado que la actividad física regular mejora el estado funcional y la calidad de vida de los adultos mayores, para quienes se recomiendan al menos 30 minutos de actividad física de intensidad moderada 5 días a la semana.

La actividad física regular puede ser beneficiosa para muchas enfermedades no transmisibles frecuentes en los adultos mayores (enfermedades cardiovasculares, artrosis, osteoporosis, hipertensión), así como para prevenir las caídas. También se ha demostrado que mejora la salud mental y la función cognitiva de los adultos mayores y que contribuye al tratamiento de trastornos como la ansiedad o la depresión. La vida activa suele proporcionar a los adultos mayores ocasión de hacer nuevas amistades, mantener sus redes sociales e interactuar con otras personas de todas las edades.

La actividad desde edades tempranas puede contribuir a prevenir muchas enfermedades, pero además también puede ayudar a aliviar la discapacidad y el dolor que producen esas enfermedades. La actividad física puede ser beneficiosa incluso cuando su práctica regular empieza a edades tardías.

> *Quinta afirmación: La actividad física solo es necesaria en*
> *los países industrializados. Los países en desarrollo tienen otros problemas.*

Al menos un 60% de la población mundial no realiza la actividad física necesaria para obtener beneficios para la salud. La inactividad física es un factor de riesgo independiente y modificable de enfermedades no transmisibles comunes que causaron más de 35 millones de muertes en 2005. Las enfermedades no transmisibles son en la actualidad la principal causa de muerte y discapacidad en todo el mundo. Cabe destacar que el 80% de las muertes por enfermedades no transmisibles comunes se producen en países de ingresos bajos y medianos.

Por consiguiente, las enfermedades no transmisibles asociadas a la inactividad física son el mayor problema de salud pública en la mayoría de los países del mundo.

Los niveles de inactividad física son elevados en prácticamente todos los países desarrollados y en desarrollo. En los países desarrollados, más de la mitad de los adultos tienen una actividad insuficiente. En las grandes ciudades de crecimiento rápido del mundo en desarrollo la inactividad es un problema aún mayor. La urbanización ha creado, sobre todo en el dominio laboral y de los transportes, varios factores ambientales que desalientan la actividad física. En las zonas rurales de los países en desarrollo, los pasatiempos sedentarios (como la televisión) también son cada vez más populares.

¿Deporte o juego?

Un juego es una actividad que se utiliza como diversión y disfrute para su participación; en muchas ocasiones, incluso como herramienta educativa. Los juegos normalmente se diferencian de los trabajos por el objeto de su realización, pero en muchos casos estos no tienen una diferencia demasiado clara. También un juego es considerado un ejercicio recreativo sometido al concurso de reglas.

El deporte es una actividad física reglamentada, normalmente de carácter competitivo, que puede mejorar la condición física y ocasionalmente psíquica de quien lo practica y tiene propiedades que lo diferencian del simple juego.

La RAE, en su Diccionario de la lengua española, define deporte como una "actividad física, ejercida como juego o competición, cuya práctica supone entrenamiento y sujeción a normas"; también, en una segunda acepción, más amplia, como "recreación, pasatiempo, placer, diversión o ejercicio físico, por lo común al aire libre".

Ahora bien, ¿qué es cada cosa?

Deportes convencionales

Los deportes convencionales son los que comúnmente se practican. Tienen una gran difusión entre la población, ya sea a nivel profesional o amateur. La ventaja de estos deportes es que en prácticamente cualquier lugar hay infracestrutura para practicarlos. Entre los más comunes están, por ejemplo:

- » Futbol
- » Baloncesto
- » Tenis
- » Ciclismo
- » Atletismo
- » Natación
- » Golf
- » Volibol

Estos deportes convencionales, podemos clasificarlos de distinta forma, pero aquí los diferenciaremos por individuales y de conjunto.

Los deportes individuales son aquellos que son practicables por una sola persona que realiza acciones motrices en un espacio medible por un lapso de tiempo determinado.

Las características más importantes de los deportes individuales son que el deportista está solo, es autosuficiente en donde se fija una autoevaluación, y tiene responsabilidad con un objetivo prefijado de automatización, dominio de la técnica y manipulación de objetos complejos.

Se entiende por deportes de conjunto, a los que se desarrollan con equipos de 2 ó más personas. Los deportes de conjunto son basquetbol, beisbol, futbol soccer, handball,hockey (sala y pasto), softball, polo acuático, voleibol de sala y voleibol de playa.

Estos deportes tienen planes de entrenamiento similares en su contenido, medios y duración (4–5 meses). Sondisciplinas de esfuerzos variables, en ellos predomina la información visual. La ri queza de pensamiento del pensamiento táctico en estas disciplinas es de gran significancia. Generalmente su especializacióncomienza entre los 10 y 12 años.

Deportes extremos

Los deportes extremos son todos aquellos deportes o actividades de ocio, profesionales o no, que implican algún componente deportivo que comportan una real o aparente peligrosidad por las condiciones difíciles o extremas en las que se practican.

El ciclismo de montaña

Es un deporte extremo que con el paso del tiempo va teniendo más seguidores y con el que conjuntamente se puede practicar el ecoturismo, turismo rural y el de aventura.

En esta actividad una persona montada en una bicicleta puede recorrer grandes distancias en terrenos muy difíciles y peligrosos a velocidades inimaginables.

Practicarlo proporciona grandes beneficios físicos y mentales, ya que se requiere fuerza, concentración y control mental para actuar adecuadamente en las situaciones críticas, además de que puede eliminar el estrés.

El descenso de ríos

El rafting un deporte extremo donde se conjugan la destreza y el espíritu de aventura. El descenso de ríos es una actividad deportiva y recreativa que consiste en recorrer el cauce de los ríos en dirección de la corriente (río abajo) y que por lo general se hace sobre algún tipo de embarcación.

Las embarcaciones que más se utilizan son la balsa, la canoa o el kayak , que puede ser rígido o inflable.

Escalada o rapel

Este deporte extremo consiste en descender paredes naturales o artificiales muy altas, con pendientes muy prolongadas; valiéndose para ello solamente de la fuerza física y de un equipo especial.

Existen varios tipos de escalada que dependen del lugar y del equipo. Por ejemplo, tomando en cuenta el lugar está la escalada en roca, que a su vez puede ser ascendida por el interior cuando tiene grietas, el exterior o ambas.

El boxeo

El boxeo (del inglés boxing), también llamado a veces boxeo inglés o boxeo irlandés, y coloquialmente conocido como box, es un deporte de combate en el que dos contrincantes luchan utilizando únicamente sus puños con guantes, golpeando a su adversario de la cintura hacia arriba, dentro de un cuadrilátero especialmente diseñado a tal fin, en breves secuencias de lucha denominadas asaltos o rounds y de acuerdo con un preciso reglamento, el cual regula categorías de pesos y duración del encuentro, entre otros aspectos.

Alpinismo

El alpinismo, o montañismo, nació en los alpes al final del siglo XVIII como una disciplina que consiste en realizar ascensiones a las montañas. Es también el conjunto de técnicas, conocimientos y habilidades orientadas a la realización de este objetivo. El montañismo no es un simple deporte, pues deriva de una antigua actividad exploratoria del ser humano y como tal cuenta con una historia y tradiciones muy importantes que determinan una ética bien definida (*by fair means*) que es el parte aguas entre esta disciplina y otras formas de turismo de aventura. Además, quienes lo practican lo consideran como un verdadero estilo de vida y una forma de experimentar e interpretar el mundo que los rodea.

El Excursionismo

Es una actividad considerada dentro de los deportes extremos por tener varias disciplinas en donde el peligro está presente. Consiste en realizar caminatas por determinados medios naturales, en un tiempo límite y siguiendo ciertas reglas y técnicas. Se puede practicar por grandes y chicos, individual o en grupos. Los lugares en los que se puede practicar el excursionismo son: montañas, montes, bosques, selvas, costas, desiertos, cavernas, cañones, paredes rocosas, etc .

El Paracaidismo

El paracaidismo, parapente, ultraliviano o el Ícaro, son algunas disciplinas dentro de los deportes de vuelo extremo en México, que le han dado la posibilidad e inolvidable experiencia al ser humano de volar.

Esta actividad se originó de las prácticas militares donde los uniformados se lanzaban desde un avión solo para caer y no para volar, como lo hace un seguidor de esta actividad extrema.

Salto en bungee

Este es un deporte extremo que se originó hace ya miles de años, por lo que se ubica dentro de los más antiguos. Su origen se encuentra en Oceanía, específicamente en las islas Vanuta hoy llamadas Nuevas Hébrides. El salto era un rito llamado Gkol que consistía en demostrar que se había pasado de ser niño a un valiente adolescente, y la mejor forma era lanzándose desde torres de cañas con alturas hasta de 25 metros llevando una cuerda de vid atada a los tobillos.

Parapente

Esta disciplina nació en Francia cuando grupos de escaladores utilizaban un tipo de paracaídas para no tener que bajar de las montañas.

Buceo

Este deporte consiste en sumergirse ya sea en playas, litorales, ríos, lagos, lagunas, esteros, presas, cenotes o cavernas; con la debida capacitación y equipo, el cual le permita a la persona respirar bajo el agua y moverse libremente. Todo esto con el objetivo de explorar asombrosos, interesantes y diversos ecosistemas.

Gotcha o paintball

El gotcha es uno más de los fantásticos deportes extremos que puedes practicar hoy en día, de hecho esta actividad se encuentra entre las que se han destacado por su gran desarrollo a nivel mundial en los últimos años. El gotcha se origina de la palabra inglesa *I got you* que significa "te atrapé"; es un deporte extremo que requiere de habilidad física e intelecto para desarrollarlo, ya que la finalidad es derrotar al mayor número de oponentes utilizando una marcadora que a base de aire dispara cápsulas de pintura; la marca significa derrota.

Deportes urbanos

Los deportes urbanos son la práctica de cualquier actividad que se adapte a las características del terreno de las localidades urbanas. Estos espacios pueden ser convencionales o no convencionales. En algunos de ellos el aprovechamiento de terrenos y obstáculos preexistentes, amplía el abanico de posibilidades, desafíos e imaginación. Algunos de los más populares son los siguientes.

Skate

La práctica del skate comenzó en los años setenta, en California y rápidamente fue evolucionando hasta nuestros días. Si bien sirve como medio de transporte en varias ciudades del mundo, su práctica deportiva se concentra en realizar piruetas, saltos y acrobacias.

Parkour

Parkour, o en francés *l'art du déplacement* (el arte del desplazamiento), es una disciplina de origen galo que consiste en desplazarse por cualquier entorno, usando las habilidades del propio cuerpo, procurando ser lo más eficaz y eficiente posible y efectuando movimientos seguros.

Slackline

El slackline es un deporte de equilibrio en el que se usa una cinta que se engancha entre dos puntos fijos, generalmente árboles, y se tensa. El slackline se diferencia del funambulismo en que en éste último se camina sobre un cable metálico totalmente tenso, mientras que en el slackline se camina sobre una cinta plana de nylon o poliéster. Este deporte se diferencia de la cuerda floja en que se utiliza una cinta plana en lugar de una cuerda, como usaban los antiguos funambulistas. Del mismo modo, en la slackline tampoco se usa ninguna herramienta para ayudarse a mantener el equilibrio, como varas u otros medios.

¿Cuál es la mejor actividad física para quemar grasas?

Podríamos pensar que todos los ejercicios tienen el mismo rendimiento, sin embargo, existen actividades que permiten quemar grasas y calorías más rápido que otras.

A continuación te presentamos un listado de los deportes y ejercicios que más calorías queman:

> » *Running*: permite quemar entre 600 y 650 calorías por cada 30 minutos de actividad. Depende de la velocidad e intensidad. Es considerado un ejercicio cardiorrespiratorio muy completo. Se recomienda recorrer 1 kilómetro en 5 minutos.
> » Aeróbicos: Esta disciplina mejora la flexibilidad y tonifica los músculos. Se pueden quemar alrededor de 400 calorías por cada hora de actividad.
> » Andar en bicicleta: además de ser un excelente medio de transporte, se pueden quemar más de 500 calorías. Es considerado altamente aeróbico y ayuda al fortalecimiento de las piernas.

- » Tenis: Mejora la velocidad, la fuerza y la agilidad. Además ayuda a quemar más de 488 calorías por cada media hora de juego. Es un ejercicio cardiorrespiratorio excelente.
- » Boxeo: Practicar este deporte permite quemar más de 300 calorías por cada media hora, además permite fortalecer y aumentar la resistencia de tus músculos.
- » Natación: Es una actividad muy completa para todo el cuerpo, pues se trabajan prácticamente todos los músculos. Se pueden quemar entre 300 y 450 calorías por cada media hora, dependiendo de la intensidad y la velocidad del ejercicio.
- » Básquetbol: Jugar este deporte ayuda a quemar 350 calorías, además de que mejora la flexibilidad de tu cuerpo.
- » Baile: No importa de qué tipo de baile se trate, siempre será muy benéfico para el cuerpo y la salud. Por cada media hora de baile puede quemar más de 200 calorías.
- » Escalar: incrementa la resistencia, la fuerza y la flexibilidad. Ayuda a quemar más de 400 calorías por cada media hora de entrenamiento.
- » Saltar la cuerda: Con este ejercicio se mejora el equilibrio, la potencia y a tener piernas fuertes y tonificadas. Una hora de salto quema hasta 500 calorías.

Mi cuerpo, mi proyecto personal, mi santuario

Antes de comenzar a leer este libro, probablemente usted ya sabía, o intuía, cómo bajar de peso. Sin embargo, eso no es suficiente. En torno a bajar de peso, hay muchas ideas, muchos consejos, y muchos prejuicios.

El camino no es fácil, lo sabemos. Implica estar conscientes de lo que somos, de lo que tenemos, pero además, es un plan de vida, una apuesta por el futuro.

Eso es planificar. Si quiere realizar un proyecto de vida y alcanzar sus objetivos, tendrá que definir tus metas. El primer paso es escribir las metas que tenga. Defina qué es lo que quiere conseguir en la vida y visualice su vida en el futuro. Una vez que tengas claro qué es lo que quiere, anótelo y mantengalo a la vista todos los días. Irá cumpliendo esos objetivos y cada vez que quiera conseguir algo más tendrá que anotarlo.

Sí bajar de peso, pero más, estas sano es todo un proyecto de vida, comience por preguntarse "¿por qué quiero perder peso?". No es una pregunta banal, ni un trivial. Las razones para bajar de peso, las hemos visto a lo largo de este libro. Sin embargo, su respuesta ayudará a reforzar su convicción. Cuando usted logre saber el porqué, hágase la pregunta ¿para qué? Y encontrará una gran cantidad de respuestas muy concretas al respecto. Ninguna razón es trivial. Puede que usted desee bajar de peso para verse mejor, para sentir más confianza; para verse más atractiva o atractivo, para sorprender a sus amigos, o puede ser que tiene tener una cita con una persona que hace mucho tiempo no ve. Entre más veces diga para qué quiere bajar de peso, más motivado se sentirá para perder peso.

La autoconsciencia

Tenga en cuenta los aspectos generales de su conducta (religiosa, intelectual, social, familiar, etcétera). Tener una autoconciencia que te permita conocerse a sí mismo, tener respeto por la vida, tener autoestima y autonomía.

Cada quien es libre de tomar una cierta posición frente a la vida. Ten en cuenta que no existe el fracaso como tal. Si no puedes conseguir alguna de tus metas es porque seguramente existe otra posibilidad mejor. Las posibilidades son infinitas, solo tienes que buscarlas. Analiza qué hiciste mal y no lo repitas, aprende de tus errores, busca otras formas de conseguir tus metas.

En el camino de lograr los objetivos de nuestra vida todas las personas transitamos dos premisas básicas: buscar el placer y evitar el dolor.

Por esta razón, mientras no descubramos cuáles son nuestras verdaderas motivaciones para adelgazar, es muy probable que vayamos de una dieta a otra sin obtener resultados.

El placer instantáneo de comernos un delicioso pastel puede hacer que dejemos a un lado el intento de bajar de peso y nos olvidemos por completo de la dieta.

De acuerdo con información del Hospital Angeles, para que realmente alcancemos el peso deseado, tenemos que visualizar nuestra meta y tener claro en la mente cuáles son nuestras razones para adelgazar.

Si se siente motivado y con una actitud positiva cuando esté haciendo su plan de dieta será más fácil alcanzar su objetivo, además, aumentará su nivel de energía, sentirá el control de su cuerpo y aumentará su autoestima.

Tome un pequeño descanso en un lugar tranquilo y reflexione sobre los siguientes consejos:

- » Piense que los alimentos saludables que está consumiendo no sólo le ayudarán a bajar de peso, sino que le ayudarán a mantener una buena salud por el resto de su vida.
- » Disfrute al máximo cada vez que comience una rutina de ejercicios o realice actividades al aire libre.
- » Elija una dieta que dé menos esfuerzo para lograr resultados favorables. Sea consciente de ello, su cerebro lo sabrá y se motivará.
- » Piense en todas las cosas que le puede aportar el adelgazar, incluso de manera indirecta. Imagine por qué la dieta es gratificante para usted y en qué aspectos de su vida le va a ayudar.
- » Escuche su música favorita o vea la televisión o un video mientras se ejercita. Esto le brindará una sensación de satisfacción y bienestar que le harán pasar un momento agradable y dejar atrás el estrés.
- » Piense en las cosas buenas que le empezarán a suceder mañana, el próximo mes, el próximo año o incluso dentro de 2, 5 o 10 años.

La mejor manera para lograr la pérdida de peso y mantenerse saludable, es cambiar los malos hábitos.

Por ejemplo, aprenda a diferenciar mejor entre las veces que uno siente hambre o apetito. Los factores internos que llevan al individuo a comer, están afectados por factores externos como la educación, el ambiente sociocultural, la actividad física. Por ejemplo, hay todavía algunos temas que resultan un tabú en muchas familias, como el falso concepto que supone que hay más salud si hay obesidad.

Conducta compulsiva

La que se presenta cuando ante algún inconveniente surge la necesidad de comer a veces por nerviosismo, por ansiedad, por aburrimiento o muchas veces para celebrar o autofelicitarse. Pero siempre con sentimiento de culpa por haber comido y abandonando la dieta.

Consejos para poder bajar de Peso:

- » Programe sus compras, realice una lista y compre solo los alimentos anotados en ella.

» Si siente la necesidad de "picar" no se contenga, pero coma alimentos dietéticos.

» La buena presentación de la comida es fundamental porque provoca un efecto gratificante desde el primer momento.

» Siéntese cómodamente frente a su plato y trate de esperar de 3 a 5 minutos, con una actitud serena, antes de comenzar a comer.

» Corte y fraccione los alimentos, así la comida será más prolongada y satisfecha.

» Entre bocado y bocado, apoye los cubiertos en la mesa.

» Mastique bien la comida.

» Mientras come, no hable de futuras comidas. Le producirá más apetito.

» Nunca sobrecargue su estómago. Cuando se sienta satisfecho, deténgase.

» Siempre evite servirse dos veces. Piense que comer un poquito de más puede agregarle unos cuantos kilos más.

» Respete el número y ritmo de comidas. Evitar una comida no le ayudará a mantenerse pues llegará con más apetito a la siguiente.

» En vez de afligirse pensando en lo que no puede ni debe comer, gratifíquese pensando en su peso ideal.

Piense en todo lo que hemos visto juntos en este libro. La diferencia entre salud y enfermedad puede estar en cómo desarrollamos nuestra vida. Hay cosas que requieren grandes cambios, y por ende, grandes sacrificios.

La clave de una buena salud, es tener buenos hábitos.

En resumen…

¿Qué es el metabolismo?

Podemos definir al metabolismo como el conjunto de procesos físicos y químicos que se producen en las células; gracias a lo cuál nuestro organismo es capaz de realizar sus principales actividades como reproducirse y el crecer.

La energía necesaria que necesita nuestro la obtenemos de los alimentos que son procesados y degradados en sustancias más simples, a este proceso le llamamos catabolismo.

La síntesis de compuestos a partir de moléculas simples se llama anabolismo.

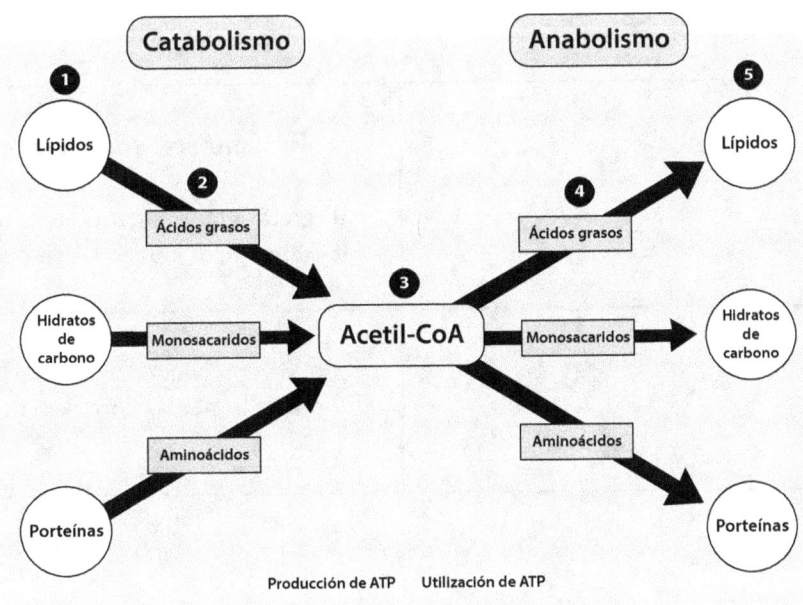

¿Metabolismo lento o metabolismo rápido?

Metabolismo lento:

	Caderas y muslos prominentes. Comes de manera adecuada en cuanto a cantidad y tipo de alimentos, pero subes de peso.
	Duermes mucho y sigues cansado. Sientes frío mientras los demás no.

Metabolismo rápido:

	Tu vientre es prominente. Ingieras grandes cantidades de alimento pero conservas tu peso.
	Duermes lo necesario y descansas.

Síndrome metabólico

El síndrome metabólico es el conjunto de alteraciones del metabolismo en el que se engloban: la obesidad de distribución central, la disminución de las concentraciones del colesterol unido a las lipoproteínas de alta densidad, la elevación de las concentraciones de triglicéridos, el aumento de la presión arterial (PA) y la hiperglucemia.

Los síntomas del síndrome metabólico son:

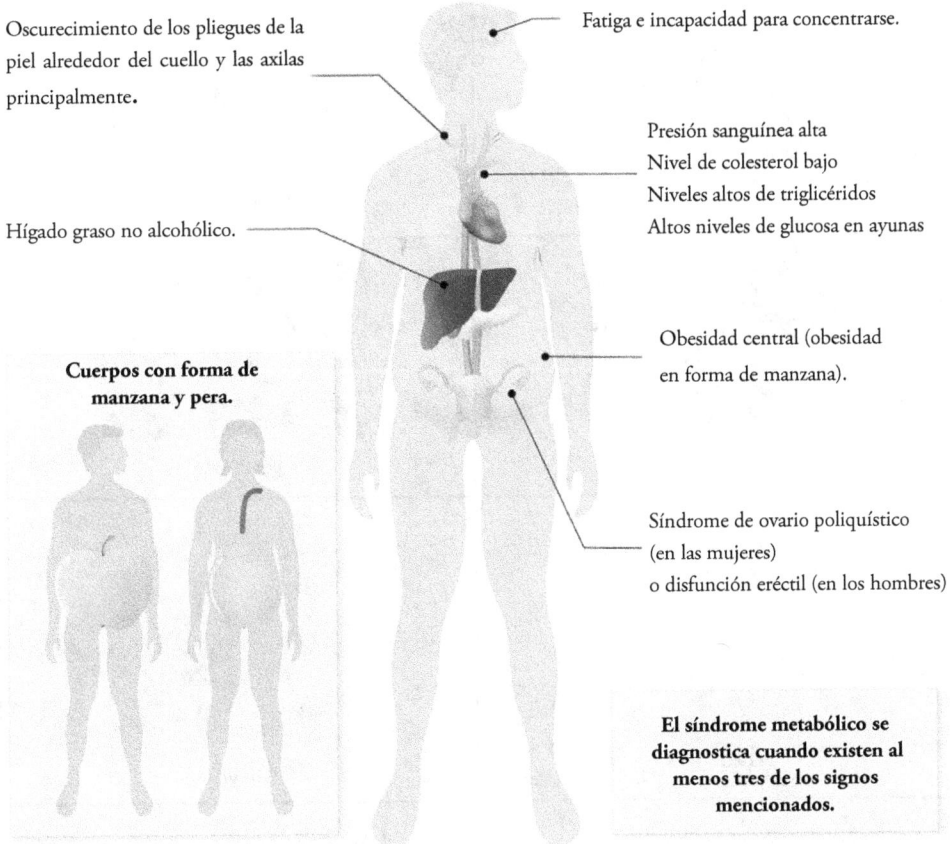

Oscurecimiento de los pliegues de la piel alrededor del cuello y las axilas principalmente.

Fatiga e incapacidad para concentrarse.

Presión sanguínea alta
Nivel de colesterol bajo
Niveles altos de triglicéridos
Altos niveles de glucosa en ayunas

Hígado graso no alcohólico.

Cuerpos con forma de manzana y pera.

Obesidad central (obesidad en forma de manzana).

Síndrome de ovario poliquístico (en las mujeres) o disfunción eréctil (en los hombres)

El síndrome metabólico se diagnostica cuando existen al menos tres de los signos mencionados.

Reactivando tu metabolismo con una alimentación saludable

La alimentación es básica para que nuestro organismo funcione; para tener una alimentación balanceada debemos incluir alimentos de los tres grupos en cada una de nuestras comidas del día.

Hay alimentos que nos pueden ayudar a acelerar nuestro metabolismo, no implica que sólo se ingieran esos alimentos, si no que se aprovechen sus cualidades y se incluyan en buenas cantidades dentro de nuestra ingesta diaria.

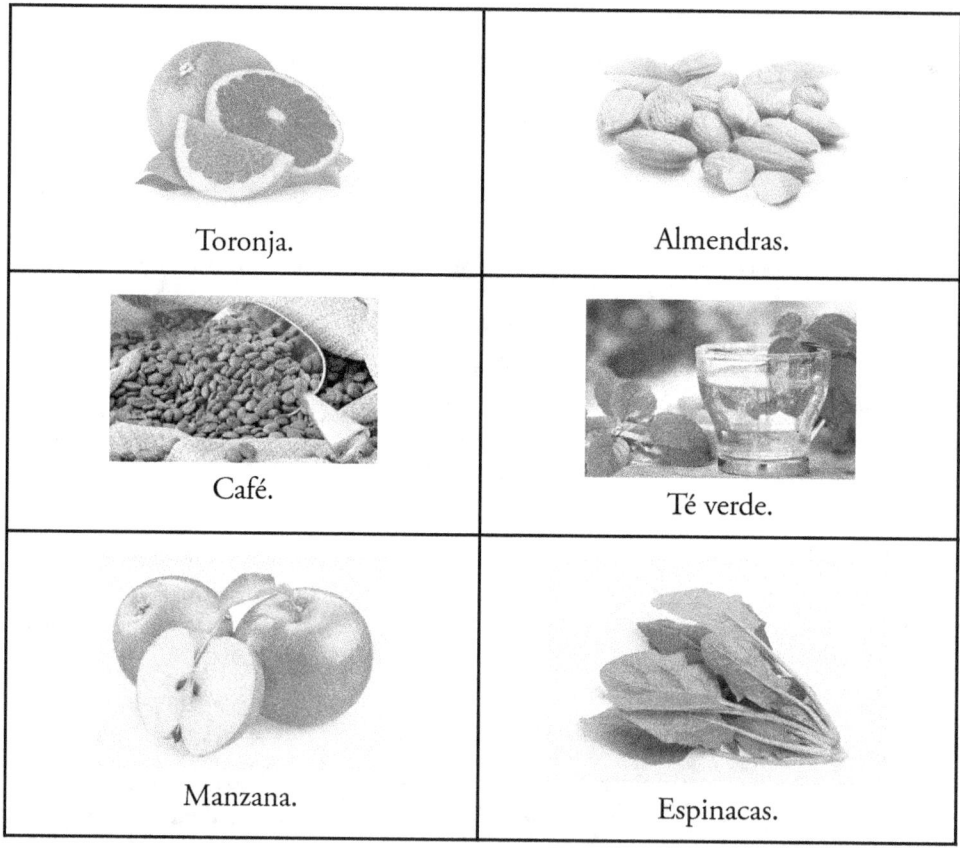

Toronja.	Almendras.
Café.	Té verde.
Manzana.	Espinacas.

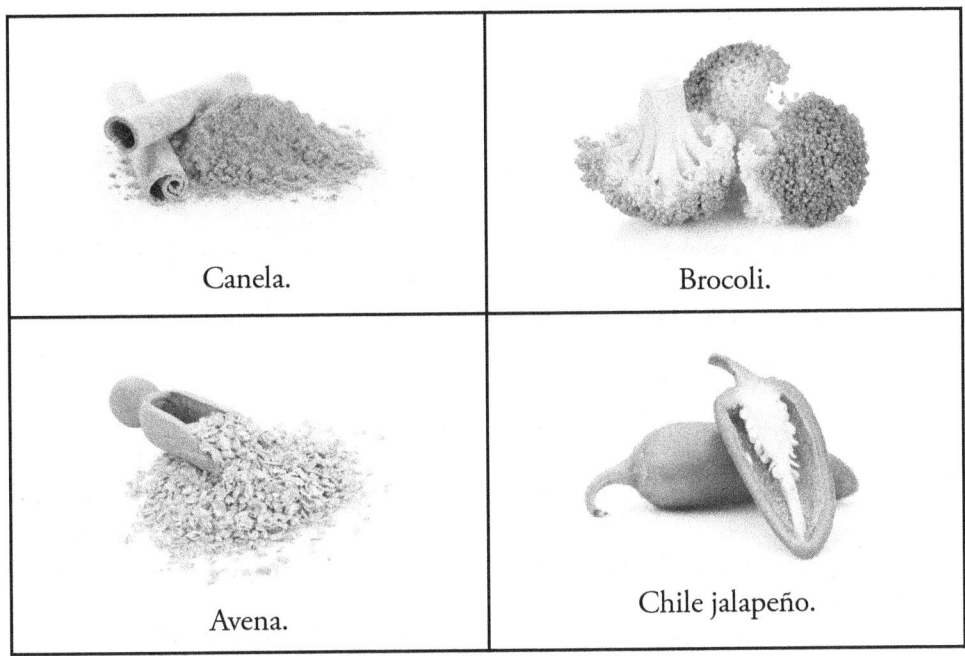

Canela.

Brocoli.

Avena.

Chile jalapeño.

Reactivando tu metabolismo con descanso

Descansar el tiempo suficiente es importante para nuestro organismo; dormir pocas horas también afecta al metabolismo.

Algunos consejos para dormir bien:

1. Establece un horario para dormirte y para despertarte, si tratas de respetarlo tu ciclo de sueño no se alterará.
2. Haz cómodo tu lugar de descanso, que esté bien ventilado, lo más aislado del ruido que sea posible, que no entre luz. Tu colchón debe ser cómodo, tu almohada no muy elevada. Trata de mantener la habitación ordenada.
3. Haz ejercicio durante el día, te ayudará a liberar tensiones y a descansar mejor; pero no lo hagas en la noche o te quitará el sueño. Tres horas antes de dormir es un buen límite para tu actividad física.
4. Cuida que tu postura sea cómoda, se recomienda que duermas sobre uno de tus costados. Utiliza ropa holgada y de materiales que permitan que tu cuerpo descanse.

5. Evita llevar a tu cama actividades como trabajar, ver televisión o lecturas que requieran tu concentración; éstas pueden afectar el descanso.

Reactivando tu metabolismo con actividad física

La actividad física juega un papel importantísimo en la salud, se recomienda realizar 60 minutos diarios para los jóvenes y 150 minutos semanales para los adultos. Pero de nada te servirá hacer ejercicio, si cometes los siguientes errores:

» Preferir bebidas energéticas en vez de agua; el agua es la mejor forma de hidratarte, todos los electrolitos que contienen las bebidas deportivas no son necesarios si tu ejercicio no es intenso y mayor a 60 minutos.

» Evitar el alimento después de hacer ejercicio. Tu cuerpo necesita recuperarse, es por eso que es muy importante consumir agua y alimentos ricos en proteínas e hidratos de carbono entre 15 minutos y 2 horas después de tu rutina.

» Recompensarte con comida chatarra. Aunque hayas quemado muchas calorías con el ejercicio, si continúas comiendo en exceso alimentos altos en grasas y carbohidratos no verás resultados.

» Cenar pesado o no cenar. La cena es importante para el cuerpo, privarte de ella dejará por demasiadas horas a tu organismo sin energía; elige bocadillos ligeros que aporten energía.

» No dormir lo suficiente. Es preciso que tu cuerpo se recupere de todas las actividades del día, no sólo del ejercicio, también del estrés del día lo afecta; así que descansar es muy importante.

Índice

www.ingramcontent.com/pod-product-compliance
Lightning Source LLC
Chambersburg PA
CBHW081823280526

45789CB00007B/2326